医療事務員のためのスキルアップノート

I want to improve my skills

医療事務の現場で役に立つ

公費説明のポイント

患者さんに大切な情報をしっかり伝える！

医療事務総合研究会 著

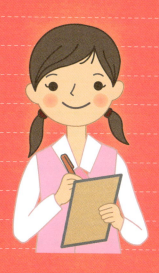

秀和システム

はじめに

　医療事務の知識というと、どうしてもまず「受付業務」「診療録（カルテ）管理」「診療報酬の算定」といったものが浮かぶと思います。実際、レセプトなどは医療事務の中でも知識と正確性を求められる業務なので、非常に詳しい本や分かりやすい通信講座なども出ています。

　一方、受付業務やレセプトほど意識されることはありませんが、医療事務の現場で働いていると、少なからず出会うのが「公費」の取り扱いです。医療事務の経験が長くなれば、患者さんにその「公費」を説明する場面もたびたび巡ってきます。

　「公費」は簡単にいえば、患者さんの医療費の負担を軽くするために、国や自治体などから患者さんに医療費の一部が給付される仕組みです。公費の制度を利用できれば、例えば本来3割負担すべき医療費が、負担なしになることもあるのです。

　これは患者さんにとっては大きなメリットであり、公費が適用できる方にはぜひ伝えたい知識です。事務員に公費の知識があれば、公費を受けることのメリットや申請の方法について患者さんに伝えることもできるし、質問にも答えられます。

　ところが、医療費を支払う患者さん自身はもちろんのこと、医療事務員の中にすら、公費の知識がまったくない人が大勢います。その上、医療事務の現場で使える分かりやすい公費の本も、いまのところほとんど見当たりません。

　また、最近の法改正により、指定難病の数も大きく増やされました。つまり、これから医療事務の現場では、いままでより「公費」の取り扱いや説明を行う機会は確実に増えるのです。

　そのため私たちの研究会では、いまこそ「公費」の知識をまとめた本が必要だと考え、筆を取りました。多くの医療の現場で悩む現役事務員の方はもちろん、働き始めたばかりの新人事務員さんにも、少しでも役立てていただければ幸いです。

2016年12月　医療事務総合研究会一同

医療事務の現場で役に立つ
公費説明のポイント

contents

はじめに ……………………………………… 2
この本の登場人物 …………………………… 6
本書の特長 …………………………………… 7

chapter 1 まずはおさらい 医療保障制度の基本

医療保障制度の全体を知ろう！ …………………………………… 16
 休憩室の声 保険者 ………………………………………………… 17
 休憩室の声 ケアマネージャーの仕事 …………………………… 19
いろいろな種類がある医療保険 …………………………………… 20
 休憩室の声 「医療保険の種類」を知っておく意味 ……………… 21
 休憩室の声 保険証の再発行 ……………………………………… 23
医療保険はどんなかたちで給付されるか ………………………… 24
 関連知識ガイド「出産育児一時金」 ……………………………… 27
 休憩室の声 限度額認定証の発行 ………………………………… 27
医療保険は何をカバーしてくれるか ……………………………… 28
 休憩室の声 予防接種の助成制度 ………………………………… 29
 休憩室の声 おむつ代の助成 ……………………………………… 31
労災・自賠責保険についても知っておこう ……………………… 32
 休憩室の声 結核感染の労災認定 ………………………………… 33
 関連知識ガイド「保険証の負担区分の種類」 …………………… 34

chapter 2 これだけは覚えよう 公費負担医療制度

公費負担医療制度の全体像 ･･ 36

  休憩室の声 法別番号 ･･ 39

福祉的給付 ･･ 42

  休憩室の声 「公費対象」と「公費負担」 ････････････････････････････ 41

障害者等の更生医療給付 ･･ 46

  関連知識ガイド「重度心身障害者医療費助成制度」 ････････････････ 51

補償的給付 ･･ 52

強制措置に伴う医療給付 ･･ 56

  休憩室の声 「国費」と「公費」 ････････････････････････････････････ 57

治療研究給付 ･･ 60

chapter 3 公費説明の実務知識

受給者証と自己負担上限額管理票 ････････････････････････････････････ 64

生活保護を受けている方の受診 ･･････････････････････････････････････ 72

  関連知識ガイド「生活保護の受給についての関連知識」 ････････････ 75

特定疾病療養受療証（マル長）･･ 76

  休憩室の声 マル長 ･･ 78

chapter 4 公費利用の実際 ～申請の流れとケーススタディ～

指定難病の公費申請の基本的な流れ ･･････････････････････････････････ 86

更生医療の公費申請の基本的な流れ ･･････････････････････････････････ 89

小児慢性の公費申請の基本的な流れ ……………………………………… 91

精神通院医療の公費申請の基本的な流れ ………………………………… 94

肝炎の公費申請の基本的な流れ …………………………………………… 97

ケーススタディ1　上限額管理票に指定病院以外の記載があった場合 ……………… 100

ケーススタディ2　上限額管理票に金額の記載がなかった場合 ……………………… 102

ケーススタディ3　新規に難病認定された方の受給開始日 …………………………… 104

ケーススタディ4　特定疾病療養受療証と受給券の併用の問題 ……………………… 106

ケーススタディ5　指定医の存在を知らなかった場合 ………………………………… 108

ケーススタディ6　公費を受けている方の保険証の変更について …………………… 110

chapter 5 公費説明で役立つ資料

指定難病一覧 ………………………………………………………………… 112

精神通院の適用疾患一覧 …………………………………………………… 122

更生医療の適用疾患一覧 …………………………………………………… 124

各種問い合わせ先インフォメーション …………………………………… 125

現場で役立つフォーム集 …………………………………………………… 127

特定疾病療養受療証（マル長）の説明（配布用） ……………………………… 128

通院3点セット（配布用） ……………………………………………………… 129

自己負担上限額管理票の記入法①（卓上マニュアル） ………………………… 130

自己負担上限額管理票の記入法②（卓上マニュアル） ………………………… 131

受け付け時に確認すべきこと（卓上マニュアル） ……………………………… 132

索引……………………………………………………………………………… 133

この本の登場人物

本書の内容をより的確に理解していただくため、下のような登場人物を配しました。医療事務の実務を学びながら働く新人事務員や、彼女にアドバイスする先輩事務員、公費を受けている（あるいはこれから受けようとする）患者さんなども登場します。

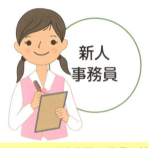

新人事務員

医療事務歴1年目で、医療事務の公費に接する機会が急に増えたので、勉強中です。

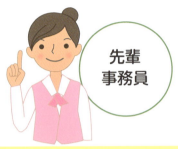

先輩事務員

医療事務歴8年。公費の取り扱いにも詳しく、新人事務員の教育係でもあります。

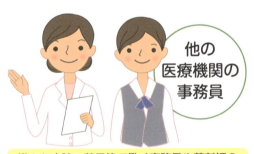

他の医療機関の事務員

様々な病院、薬局等で働く事務員や薬剤師の方と相互に確認が必要なこともあります。

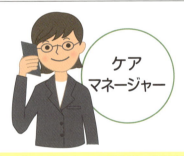

ケアマネージャー

ケアマネージャー歴6年。介護支援、介護事務について必要な事を相談します。

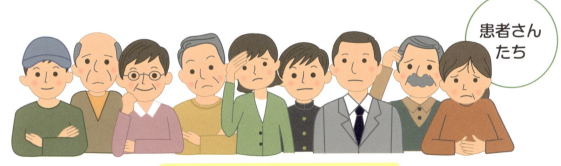

患者さんたち

公費を利用できる患者さんや、すでに利用している患者さんたちです。

本書の特長

　実務の現場で出会う疑問を解決し、あやふやなままの知識をより確実なものにして、患者さんの質問に的確に答え、必要な情報を正確に伝えられるよう、本書では様々な工夫をしています。
　基本的なことから書いていますので、まだ実務経験のない学生さんや医療事務の勉強をしている人や、公費について知りたいと思っている患者さんにも読めるよう心がけました。

役立つポイント1　細かい法制度・条文は記載しません。

　公費について、本やインターネット等で調べようとすると、関連する法律や、条文の抜粋が出てきて、

> 「読むだけでも頭が痛くなりそう…」
> 「どの部分が大事な内容なのか分からない…」

と、思ったことはありませんか？
　医療事務の現場で、それらの法律の文章や条文を、丸暗記しておく必要もないし、すべてを正確に知っている必要もありません。

　そのため本書では、法律文のような堅苦しい文章をそのまま引用することはほとんどありません。

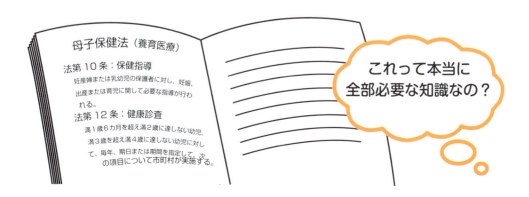

役立つポイント2　診療報酬算定の細かい話は載せません。

　算定の話は医療事務において必須の知識ですが、本書は公費について理解を深め、患者さんにも説明できるようになるための本です。その中に算定の話まで入れてしまうと、内容が複雑になり、余計にわかりにくくなってしまいます。

「公費も算定もどっちも勉強しないと…」

　わからないことが多いうちは、そのように焦る気持ちも理解できますが、いっぺんにすべてを詰め込もうとすると、どちらもが中途半端になってしまいます。まずは公費の内容だけに集中しましょう。

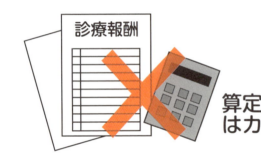
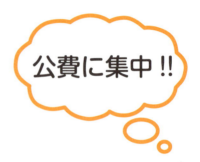

役立つポイント3　医療保障制度の基礎から説明します。

　新人はもちろん、ある程度経験を積んだ事務員でも、医療保障制度の基礎的な知識が欠けていることがあります。

　新人の場合は、知らなくて当たり前のことも多いので、先輩や周囲にどんどん質問できますが、ベテランになるとそうもいきません。
　公費の取り扱いは、医療保障制度についての基本的な知識があやふやだと、理解が深まりません。

「でも、いまさらそんな基礎的なことまで聞けない…」

　そう思ってずっとわからないことを抱えていた人も、大丈夫です。Chapter 1 では医療保障制度の基本から解説しています。知らないことや、あいまいな部分があれば、しっかり読み込んでおきましょう。

役立つポイント4　公費負担医療制度の基礎から説明します。

　どんな病院・クリニックで働いているかや、同じ病院でもどの担当窓口にいるかで、接する患者さんの傾向が違ってきます。そうすると、医療事務に関するすべてを知らなくても、自分に関係のある知識さえ身に付けていれば、なんとかやっていけるものです。

「そうそう。公費なんていままで扱わずにやってこれたし…」

　でも、これからは違います。最近では指定難病や小児慢性の枠が何倍も拡大されるなど、公費を受給できるケースが増えています。つまり、いままで特に公費と関わりのなかった医療機関でも、公費を取り扱う機会が増えると考えられます。
　これまで公費について何も知らなかった人は、当然ゼロからの学習になりますので、Chapter 2では、公費制度の仕組みや目的など、基礎的なことから解説します。

役立つポイント5　実際によく扱う公費の書類を解説します。

　公費の分野に限っても、実際に扱う可能性のある書類をすべて網羅しようとすると、かなりの数になってしまいます。そこで、本書では最も一般的で、かつ事務員が最もよく目にする公費関連の書類に絞って説明しています。

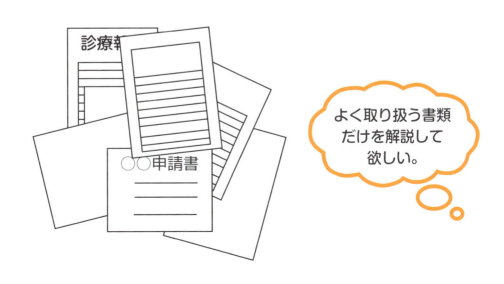

役立つポイント6　公費ごとの法別番号を記載しています。

　実際の医療事務の現場では、公費は種類ごとに付けられている法別番号で呼ばれることが多いのです。例えば、「12（イチニー）」といえば、公費を理解している事務員同士なら「生活保護の公費」ということがすぐにわかります。

「そんな会話には、とてもついていけそうにないな…」

と、思うかもしれませんが、誰でもみんな最初は初心者。いま当たり前に法別番号を使っている先輩たちも、昔は何も知らなかったのです。仕事で頻繁に接していれば、いつの間にか覚えてしまいます。この本でも、たびたび法別番号を記載していますので、意識して読んでみましょう。

あ、「生活保護」は「イチニー」だな。

役立つポイント7　公費ごとの自己負担割合をグラフで説明します。

　公費はその種類ごとに自己負担の割合や、適用の優先順位、請求先などが異なるので、最初は覚えることが多くて混乱するかもしれません。
　そこで本書では、公費ごとの内容について要点を整理し、グラフや表にまとめています。わからないときは、すぐにページを開いて確認しましょう。曖昧な知識をそのままにしておかないことが大切です。

生活保護の公費と結核の公費の併用はこういう割合か…

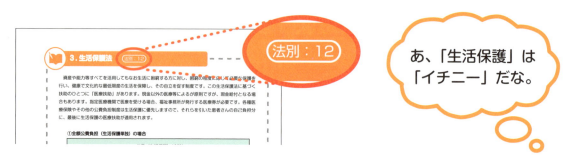

③医療保険 ＋ 他の公費（感染症法）＋ 公費（生活保護）の場合

| 医療保険 70% | 感染症法（結核）25% | 公費（生活保護）5% |

医療保険、他の公費が優先され、残った患者自己負担分が生活保護の医療扶助の対象となります。

役立つポイント8　公費ごとの申請の基本的な流れを説明します。

　公費を受ける患者さんの立場で考えてみると、初めて公費を受ける場合には申請の仕方もわかりません。「誰が」「どこへ」「何を」「どうすれば」いいのか、わからないことだらけです。そこであなたが何も知らないまま、患者さんに質問されたら、

「私だって、聞かれてもわからないよ…」

と思ってしまうかもしれません。でも病院の事務員さんがわからなければ、患者さんはもっとわからないのです。
　そんなとき本書を読めば、公費申請から受給までの基本的な流れが、公費ごとに簡単にまとめられています。

---

1. 更生医療の申請要件

更生医療によって助成を受けるには、「身体障害者」であること、すなわち
● 以下の表に掲げる身体上の障害がある18歳以上の者であって
● 都道府県知事から身体障害者手帳の交付を受けたもの
であることが必要です。(同法4条)

対象疾患
視覚・聴覚・平衡機能障害、肢体不自由、心臓機能障害（心臓移植後の抗免疫療法のみ）、腎臓機能障害、小腸機能障害、肝臓機能障害（肝臓移植後の抗免疫療法のみ）、HIV、人工透析等。

※更生医療の詳細については、124ページ参照

> どんな人に受給資格があるのかがわかります。

2. 障害者福祉課・福祉事務所等への相談

市区町村の障害者福祉課窓口または福祉事務所への相談

　更生医療の申請は、患者さんに各市区町村の障害者福祉課の窓口か、福祉事務所に出向いて、申請書類を入手してもらいます。また、その際に「自立支援医療費支給認定申請書」と「自立支援医療意見書」という書面を入手してもらい、病院に来た際に提出してもらいます。

入手してもらう申請書類
● 自立支援医療費（更生医療）支給認定申請書
● 自立支援医療（更生医療）意見書（概略書・見積り明細書等）

> どこへ、誰が、どんな書類を取りに行くか、誰が書類を書くか、誰が提出するのかも解説しています。

> これを見れば、病院以外の場所での流れもわかるね。

役立つポイント9　患者さんからよく出る質問と回答例を記載しました。

　医療事務員も、経験を積み、知識が増えてくるにつれ、だんだんと公費についても知っていて当たり前な感覚になってきます。

　しかし患者さんは、そんな事務員が思いもよらない質問や、あまりにも基本的なことを聞いてくることがあります。突然の質問に慌てないためにも、よく出る質問に目を通しておきましょう。

【よくある質問】

Q　難病と診断されたら、診断された日からすぐ公費が受けられるんですか？

> 事務員にとっては当たり前でも、患者さんにはわからないことがあります。

A　診断を受けた日から公費が受けられるわけではありません。公費の申請をした日から適用となります。ただし、実際に受給者証と自己負担上限額管理票が届くのは2〜3ヶ月後です。

> 予想外の質問、困った質問にも慌てず対処できるよう、自分なりの答えも考えておきましょう。

役立つポイント10　公費でよくあるトラブルやミスの解決法を説明します。

　医療事務の現場では、公費に関して患者さんが知らずにやってしまいがちなこと、事務員自身の知識不足で起こることなど、典型的なトラブルがいくつかあります。

　本書では、最もよくあるトラブルや問題を、ケーススタディのかたちで紹介し、トラブル、原因、解決方法の順で説明しています。

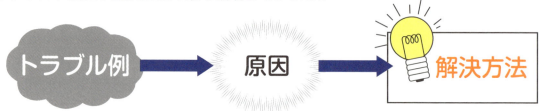

トラブル例　→　原因　→　解決方法

> トラブルやミスの原因や解決法もわかるんだ！

役立つポイント11　配って・貼って、使えるお役立ちフォーム付です。

　患者さんは公費に関わるのは医療機関に来たときだけなので、事務員から丁寧に説明を受けても、次に来たときには忘れていることがよくあります。事務員も、患者さんが来るたびに毎回同じことを説明するのは大変です。
　そこで本書では、とりわけ説明が難しいものや、患者さんに覚えていて欲しい内容を1枚にまとめ、コピーして患者さんに配れる、お役立ちフォームを付けました。

> プリントを渡せば、読み返すこともできるというわけね！

　また、本書の内容には、慣れるまでは何度か確認が必要な部分もあります。例えば自己負担上限額管理票の書き方は、公費ごとに違いがあるので、最初は確認しながらになると思います。
　ただ、忙しい仕事の最中にはなかなか本書を開いてもいられません。そこで、そうした内容を各1ページにまとめ、コピーして手元に置けるようにしました。慣れるまで、机や見えるところに貼っておくこともできます。

役立つポイント12　関連インフォメーションや資料を掲載しました。

　公費を扱う際には、問い合わせや確認が必要になることも少なくありません。特に患者さん自身で動いてもらうことも多いので、「どこに確認すればいいのか」、「どこに情報があるのか」を聞かれることもあります。そんなときは、本書のChapter 5に掲載した、インフォメーションの内容を見て教えてあげてください。

memo

まずはおさらい
医療保障制度の基本

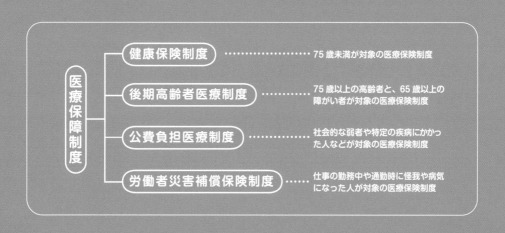

公費医療負担制度について学ぶ前に、公費を含めた医療保障制度全体の理解をきちんと確認しておきましょう。

医療保障制度の全体を知ろう！

患者さんに正確な情報を伝え理解してもらうためには、事務員自身が医療保障制度を正しく理解しておく必要があります。まずは、日本の医療保障制度の全体像から理解していきましょう。

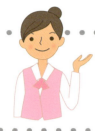

1. 日本の医療保障

日本を含め、各国ごとに医療保障制度があります。これは基本的人権に関わる人々の生きる権利を保障するために、誰もが必要なときに、適切な医療を受けられるように作られた制度です。日本の医療保障制度は非常に整っているといわれ、その中には健康保険制度、後期高齢者医療制度、公費負担医療制度、労働者災害補償保険制度などの制度が含まれています。

```
医療保障制度 ┬─ 健康保険制度 ……………… 75歳未満が対象の医療保険制度
           ├─ 後期高齢者医療制度 ……… 75歳以上の高齢者と、65歳以上の
           │                          障害者が対象の医療保険制度
           ├─ 公費負担医療制度 ………… 社会的な弱者や特定の疾病にかかっ
           │                          た人などが対象の医療保険制度
           └─ 労働者災害補償保険制度 … 仕事の勤務中や通勤時に怪我や病気
                                      になった人が対象の医療保険制度
```

Point 日本の医療保障制度には、健康保険制度、後期高齢者医療制度、公費負担医療制度、労働者災害補償保険制度などが含まれます。

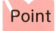

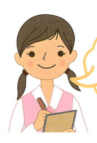

医療保険制度や公費負担、労災、これら全部を「医療保障」と呼ぶわけですね。

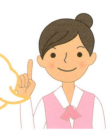

そうね。次はその一つひとつの制度を見ていきましょう。

2. 医療保険制度

医療保険制度は医療機関を受診することで発生する医療費について、一部または全部を保険を運営する保険者が給付する仕組みをいいます。この制度は、「被保険者」、「保険者」、「医療機関」の3者から成り立っています。被保険者は、保険料を納めて医療を受診する立場です。保険者はこの保険を運営し、被保険者から保険料を受け取り、医療機関に対して医療費の一部または全額を支払う立場です。医療機関は、被保険者に医療を提供し、被保険者と保険者から医療費を受け取る立場となります。

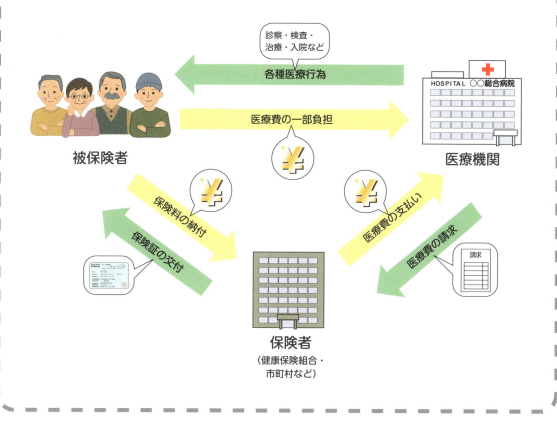

  先輩方は、保険者を「ほけんじゃ」って読むんですね？

そうね。当たり前のように使うけど、患者さんには耳慣れない言い方だから、気を付けてね。

保険者（ほけんじゃ）

すでに見てきたように、健康保険事業の運営主体のことを「保険者」といいます。健康保険制度においては、特定の個人を指す言葉ではありません。辞書には「ほけんしゃ」と載っていますが、医療事務の現場では「ほけんじゃ」で使われています。一般にはあまり馴染みのない言い方なので、相手によって使い分けるように気を付けましょう。

3. 公的医療保険と民間保険の役割

　医療保険はこれまで見てきたように、市町村などが保険者となる公的な医療保険のほかに、民間の保険会社が運営者となる民間保険もあります。

　公的な医療保険は、国が制度を定めている医療保障制度の一部で、こちらは国民すべてが強制加入となります。運営のための資金も、保険料のほかに税金が当てられています。

　民間保険は、個人が任意で加入し、加入者の保険料のみで運営されます。ここが最も大きな違いといえます。また、すべての医療サービスに対して公的医療保険が適用されるわけではありません。そこで、民間の医療保険では、そうした公的医療保険の対象外の医療にも適用される保険を提供しています。つまり、民間の医療保険には、公的医療保険だけでは対応しきれない面を補完する役割があるということです。

	公的医療保険	民間医療保険
保険者	市区町村 健康保険組合など	保険会社
保険の種類	国民健康保険 健康保険など (P20～23参照)	医療保険 ガン保険など
加入	強制加入	任意加入
加入資格	国民全員	健康面等の審査あり
保障内容	診察・治療・手術・入院・検査・看護その他の医療	先進医療、歯科の高額治療、出産、通院費など

医療技術の進歩や普及などにより、時代と共に保障内容は変化する

契約時の保障内容によって内容は異なるが、契約時の内容が変わることはない

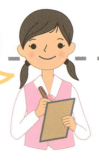

公的な国民皆保険制度で、基本的な医療を保障して、民間はそこに当てはまらない部分をカバーしてるのね。

4. 介護保険制度

　介護保険制度は平成12年4月に始まった比較的新しい保険制度です。加齢と共に心身の機能が衰えても、十分に自立した日常生活が送れるよう、適切な介護サービスを提供するのが目的です。
　保険者は市区町村で、対象者は40歳以上のすべての国民で、個人単位の強制加入となります。国民は40歳からこの保険料を支払い、40歳から64歳までの人は、介護保険の対象となる特定疾病により介護が必要と認定された場合は、介護サービスを受けることができます。
　また65歳以上の人は、市区町村が実施する要介護認定において介護が必要と認定された場合、いつでも介護サービスを受けることができます。

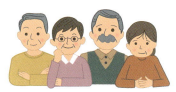

40歳以上の国民全員　←介護サービス←　保険者（健康保険組合・市町村など）
　　　　　　　　　　→保険料の納付→
　　　　　　　　　　個人単位で強制加入

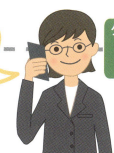

介護保険についての相談は、介護事務の分野になります。相談を受けたら、介護士やケアマネージャー、市区町村の窓口に相談するよう伝えましょう。

ケアマネージャーからのアドバイス

ケアマネージャーさんて、そもそも何をする人なんですか？

正式名称は『介護支援専門員』といって、介護の必要な人と介護保険サービスをつなぐ専門職よ。

ケアマネージャーの仕事

　ケアマネージャーさんの仕事はとてもたくさんあるので、簡単にはくくれませんが、主に「お年寄りやその家族の介護相談」「ケアプランの作成」「要介護認定の書類作成代行」をしています。
　医療事務の現場で、介護保険制度が関係してくる事案が出てきたときは、ケアマネージャーさんなど介護事務のプロに問い合わせや相談、確認をすることも考えましょう。

いろいろな種類がある医療保険

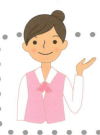

日本は国民皆保険なので、ほとんどすべての人が何らかの公的な医療保険に加入しています。しかし、医療保険にもいろいろな種類があります。まずはそれら医療保険の種類とそれぞれの違いを理解しましょう。

1. 公的医療保険の種類

　公的医療保険には、自営業者や無職の人などが加入する「地域保険」と、企業に勤める人が加入する「職域保険」、そして75歳以上の高齢者が加入する「後期高齢者医療制度」の3種類があります。地域保険は、いわゆる「国民健康保険」です。職域保険は、被用者保険ともいい、健康保険、各種の共済組合、船員保険などがあります。

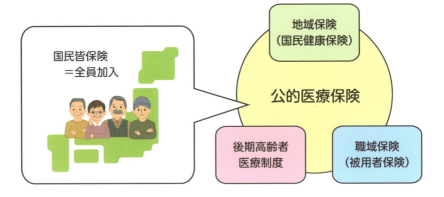

 日本の医療保険制度は、国民すべてが必ずいずれかの公的医療保険に加入している国民皆保険制度。

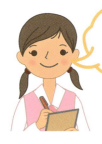

会社で入る保険も、国民健康保険も、どちらも公的医療保険なんですね。

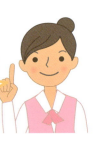

職域保険に入っていない人が国民健康保険に加入するのよ。

2. 地域保険（国民健康保険）

　地域保険は、職域保険に加入していない人を対象とした保険です。いわゆる国民健康保険ですが、これにはさらに2種類があります。保険者が市区町村の市町村国民健康保険と、国民健康保険組合が運営する国民健康保険の2つです。どちらも加入は個人単位で、75歳以上は後期高齢者医療制度に加入します。

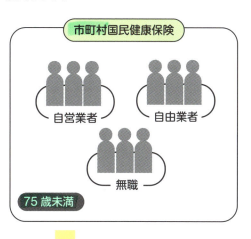

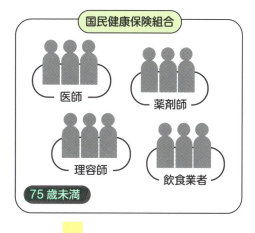

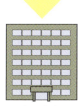

職域保険に加入していない75歳未満の人が対象。

保険者
（市町村）

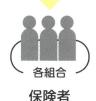

医師や薬剤師、理容師、飲食業者などの特定の職種の自営業者が対象。各業種ごとに、組合がある。

保険者
（国民健康保険組合）

医療保険の種類を知っておくと、どんなとき役立つんですか？

医療事務では、保険者と患者さんの双方に請求するので、保険の種類の違いは必須の知識よ。

「医療保険の種類」を知っておく意味

　すでに見てきたように、地域保険、後期高齢者医療制度、職域保険など、保険の種類によって、保険者や被保険者が違います。つまり、医療保険の種類によって、医療サービスの請求をすべき請求先も違えば、負担の割合なども変わってくることがあります。だからこれらの知識は、公費説明の基礎知識というだけでなく、医療事務全体に必要な知識といえます。

3. 職域保険（被用者保険）

職域保険には、一般の会社員が加入する健康保険や、公務員などが加入する各種の共済組合、船員が加入する船員保険などがあります。

健康保険

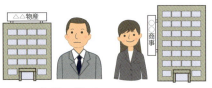

民間企業に勤めるサラリーマン、OLとその家族

保険者
- 組合管掌健康保険
- 全国健康保険協会管掌健康保険

各種共済組合

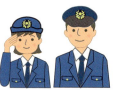

公務員（国・地方）、警察官、教職員などとその家族

保険者
- 国家公務員共済組合
- 地方公務員共済組合
- 警察共済組合
- 公立学校共済組合

船員保険

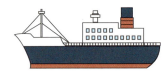

船の所有者・事業者等に雇われて船に乗る船長および船員とその家族

保険者
- 全国健康保険協会

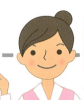

先輩事務員からのアドバイス

職域保険には、たくさんの種類があることと、それぞれ保険者が違う、ということを覚えておきましょう。

4. 後期高齢者医療制度

後期高齢者医療制度は、平成20年4月から施行された制度です。75歳以上の人を後期高齢者と定義して、高齢期に必要となる医療の確保を目的としています。対象となるのは、75歳以上のすべての国民と、65歳から74歳までの一定の障害を持つ人で、個人単位の加入となります。（ただし、生活保護を受けている世帯の人を除きます。）

後期高齢者医療制度の保険者は、都道府県ごとの後期高齢者医療広域連合です。広域連合は都道府県ごとに置かれますが、保険料の徴収事務や申請・届出の受け付け、窓口業務については市町村が処理します。

後期高齢者医療の対象となる人

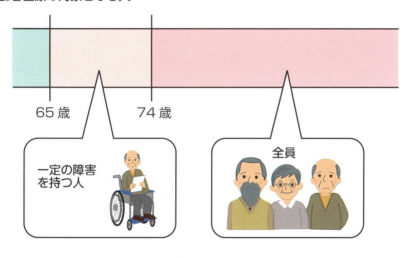

保険証を失くすご老人がけっこう多くて、何から説明すればいいのか、毎回焦ってしまうんですよね…。

役所の後期高齢者の窓口に行けば、すぐに再発行してもらえるから、慌てなくていいのよ。

保険証の再発行

お年寄りの場合、保険証を紛失するケースがよく見られます。後期高齢者の場合は、市役所等の後期高齢者の窓口へ行けば、すぐ再発行してもらえるので、失くしてしまったというお年寄りには、慌てずに説明して安心してもらいましょう。

医療保険はどんなかたちで給付されるか

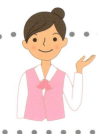

医療保険制度にはいろいろな種類があることを見てきましたが、給付されるサービスの内容も様々です。給付内容は大きくわけて現物給付と現金給付があります。まずはこの2つの中身を見ていきましょう。

1. 保険給付とは

医療保険によって受けられるサービスのことを「保険給付」といいます。保険給付には例えば次のようなものがあり、給付内容は 現物給付 か、 現金給付 のかたちをとります。

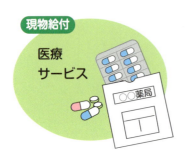

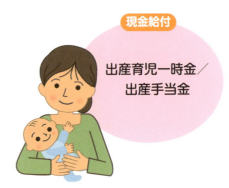

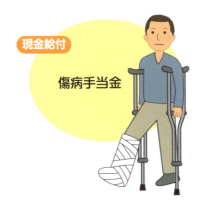

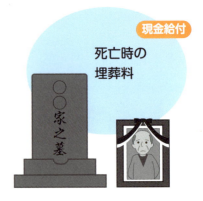

 保険給付は現物給付と現金給付に分けられ、現物給付には医療サービス、現金給付には傷病手当や埋葬料、出産育児一時金や、出産手当金などがある。

24

2. 現物給付

医療機関で受ける診察、検査、手術、投薬、入院などの医療サービスは、「現物給付」といいます。現物給付の内容は、具体的には次のようになります。

療養の給付
診察、薬剤・治療材料の支給、処置・手術等の治療、入院・看護等の給付がされます。
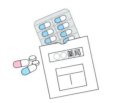

保険外併用療養費
保険適用の先進医療と保険適用外の診療の併用が認められる場合の療養費の給付です。
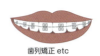
歯列矯正 etc

入院時食事療養費
入院時にかかる食費で、食事療養の給付（給食）のかたちで受け取ります。
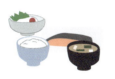

訪問看護療養費
医師の指示により、訪問看護ステーションから訪問看護を受ける費用の給付です。
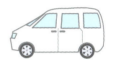

入院時生活療養費
65歳以上の高齢者が療養目的で入院した場合の食費および居住費の給付です。
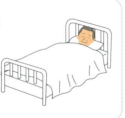

高額療養費
入院や治療が長期になり、自己負担額が高額になった場合の、限度額超過分の給付です。
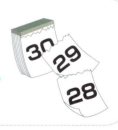

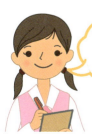
「現物」なのに「○○費」というんですか？

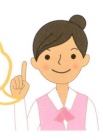
受け取る人が、お金以外のサービスで受け取っていれば、「現物給付」になるのよ。

3. 現金給付

　医療サービスによる現物給付に対し、出産手当金や埋葬料、傷病手当などの給付を現金で受け取ることを「現金給付」といいます。現金給付には、主に次のようなものがあります。

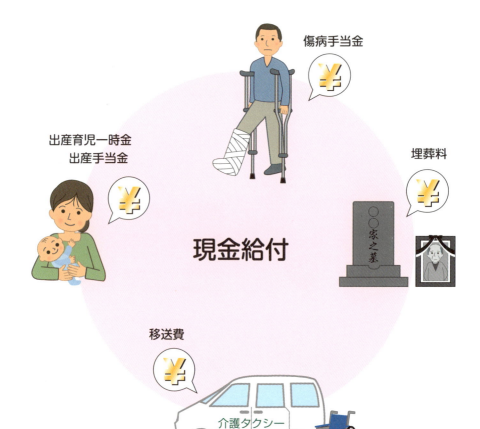

償還払いのことも多いので、一見、現物給付のように見えるものでも、現金給付のものがあります。

先輩事務員からのアドバイス

関連知識ガイド

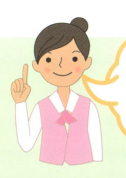

保険の給付金の中でも、出産育児一時金は比較的新しい制度です。確認しておきましょう。

●出産育児一時金

出産育児一時金は従来、出産後に被保険者が申請して初めて現金給付されていましたが、それでは出産の際、病院に支払うための費用を被保険者が用意しておかなければなりません。この負担を軽減するため、近年、出産育児一時金を保険者から病院に直接給付できるようになりました。

この制度によって、被保険者は、42万円までは窓口で出産費用を支払う必要がなくなりました（ただし、この金額は産科医療補償制度のある病院や医療機関等で出産した場合のもので、それ以外の場合の支給額は40万4,000円になります）。多胎（双子や三つ子）の場合は、人数×42万円の額を受給することができます。申請の際は担当医の「多胎証明」が必要となります。出産費用が出産育児一時金より少額だった場合は、差額を申請することができます。また、従来どおり出産費用を窓口で支払った後、後日改めて申請をして現金給付を受けることも可能です。

加入している健康保険や国民健康保険によっては、付加給付金が支給される場合があります。勤務先や市区町村役場への問い合わせで確認することができます。

手続き方法は、「直接支払制度」「受取代理制度」「産後申請方式」があり、直接支払制度の場合、医療機関から支払制度に関する説明を受け同意書に署名をして完了です。受取代理制度は、妊婦本人または家族が、加入している健康保険へ必要書類を提出します。産後申請方式のみ、出産退院後に、加入している健康保険に必要書類を提出します。

高額療養費の限度額認定証はどこが発行してるんですか？

保険者から発行されるけど、医療保険の種類によって発行までの期間が違うから注意してね。

限度額認定証の発行

限度額認定証の発行は、各保険者に発行してもらいますが、国民健康保険などのように即日発行してくれるものもあれば、社会保険などは依頼を出してからになるため発行までに時間のかかるものもあります。入院前などには、早めに準備してもらうように説明しておきましょう。

医療保険は何をカバーしてくれるか

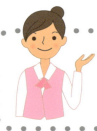

医療保険の給付の対象となるものには、一定の範囲が定められています。対象となるもの（保険診療）と保険の対象とならないもの（保険適用外診療）の違いと、範囲を確認しておきましょう。

1. 保険診療と保険適用外診療

　公的医療保険では、医療機関で健康保険証を提示し、負担金の一部を支払えば基本的には診療を受けることができます。ただし、公的医療保険の制度では受けられない診療もあります。つまり、保険の対象となる診療（保険診療）と、保険の対象とならない診療（保険適用外診療）があるということです。

　保険適用外診療は健康保険が適用にならないため、保険からは何も給付されず、診療費は全額自己負担になります。この場合、本来健康保険が適用される治療も含めて、基本的に全額自己負担となります。

　保険適用外診療でかかる医療費は医療機関側が自由に決められます。患者さんと医療機関との間の取り決めによって行われるため、診察内容や費用については制限がありません。

　主に先進医療といわれるものや、健康上の理由以外で行われる美容整形については保険適用外になるものが多くなります。以下は、保険適用外になる診療の例です。

先進医療など
- 未認可医薬品
- 未認可医療技術

美容などを目的とした医療
- 整形手術（美容目的）
- 脱毛、あざ、豊胸、歯科の矯正治療

その他の診療
- 妊婦の出産（通常の出産）
- 人工妊娠中絶（経済的な理由等）
- 矯正治療（近視等）
- 健康診断・人間ドック
- 代替医療
- 処方箋の再発行・薬の再処方
- 予防接種

保険適用と保険適用外の診療を一緒に併用したらどうなるんですか？

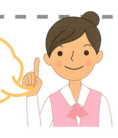

いわゆる混合診療ね。それについては、次で見ていきましょう。

2. 混合診療と保険外併用療養費

　保険診療と保険適用外診療が混在する場合、厚生労働大臣が特別に定めた診療に関しては、例外的に保険診療との併用が認められています。

　通常では混合診療を行うと、保険適用分も含めて診療代の全額が患者負担となりますが、上記で併用が認められている診療の場合、保険診療の部分については通常どおり保険給付が受けられます。これを保険外併用療養費制度といい、患者は保険診療分の一部負担金と保険適用外の診療料金のみを負担することになります。

混合診療

保険診療分	保険外診療分

全額＝患者負担

保険外併用療養費

保険診療分	一部負担金	保険外診療分

一部負担金＋保険外診療分
＝患者負担

　予防接種も自費で払わなきゃいけないんですか？

インフルエンザなど、一部の予防接種は、65歳以上なら助成制度があるわね。

予防接種の助成制度

　65歳以上の方には、インフルエンザなどの一部の予防接種には助成制度があります。また、60〜64歳で、障害者手帳一級（腎臓、心臓の悪い方）にも助成制度があります。

3. 保険外併用療養費の種類

　保険外併用療養費には、大きく分けて「評価療養」と「選定療養」、そして「患者申出療養」があります。患者申出療養は、患者の申し出に基づいて、未承認薬の使用などを個別に認可するものです。評価療養と選定療養は多岐に渡りますので、下記にまとめます。いずれも重要な内容です。

評価療養

高度先進医療と将来的に保険適用を検討する医療
- A 医療技術に係るもの
  - ●先進医療（現行の高度先進医療を含む。）
- B 医薬品・医療機器に係るもの
  - ●医薬品の治験に係る診療
  - ●医療機器の治験に係る診療
  - ●薬価基準収載前の承認医薬品の投与
  - ●保険適用前の承認医療機器の使用
  - ●薬価基準に収載されている医薬品の適応外使用

選定療養

保険適用を前提としない患者が特別に希望する医療
- C 快適性・利便性に係るもの
  - ●特別の療養環境の提供
  - ●予約診察
  - ●時間外診察
  - ●前歯部の材料差額
  - ●金属床総義歯　（歯科診療について）
- D 医療機関の選択に係るもの
  - ●200床以上の病院の未紹介患者の初診
  - ●200床以上の病院の再診
- E 医療行為等の選択に係るもの
  - ●制限回数を超える医療行為
  - ●180日を超える入院
  - ●小児う蝕治療後の継続管理

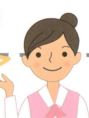

内容が多岐に渡っていて、かなり細かいですが、とても大事な部分です。暗記しておいても損はありません。

先輩事務員からのアドバイス

4. 実費負担

療養の給付では、医療機関での診察や治療など様々な医療サービスが給付されますが、例えば病室のテレビ使用料やおむつ代など、療養には直接関係がないものについては給付されません。そのぶんの実費は患者が負担することになります。医療機関側は、費用を徴収するサービス内容や料金などを患者に説明し同意を得ること、領収書を発行すること、代金は社会的に適切なものにすることなどが義務付けられています。

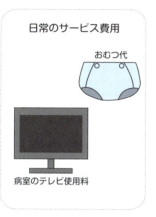

日常のサービス費用

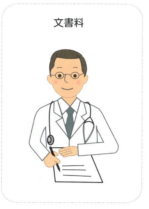

文書料

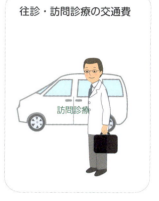

往診・訪問診療の交通費

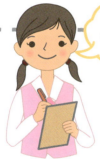

患者さんが自己負担するものもたくさんあるのね！

 休憩室の声

 おむつ代は保険効かないんですね…。

おむつ代は、保険適用にはならないけど、介護で申請することはできるのよ。

おむつ代の助成

おむつ代については、保険適用にはなりませんが、介護で「助成の申請」をすることができます。介護に必要と判断される場合は、医師におむつ使用の同意書というものを書いてもらうことで、助成の申請を行えます。

労災・自賠責保険についても知っておこう

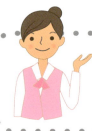

医療保険制度の中でも、仕事中や通勤途中などにケガや疾病に見舞われたときは、労災保険が適用されます。また、交通事故によるケガや死亡を補償するものとして自賠責保険があります。

1. 労災保険制度

　労災保険制度は、労働者災害補償保険法に基づいて、仕事中に起きた災害や事故での負傷、通勤途中での負傷、病気などになった場合に適用される保険です。ケガや病気のほか、障害が残ったときや死亡した場合などに、被災者本人または家族に保険の給付が行われます。

　労災保険においては、仕事中に起きた災害を業務災害といい、同様に通勤途中や勤務中の移動時、出張・単身赴任での移動時に起きたものは通勤災害といいます。

　健康保険法では、労災保険から給付がある業務災害以外の事由による疾病、負傷、死亡等に関して保険給付を行うと定められているため、労災保険で給付がある業務災害について、公的医療保険の給付は受けられません。

　労災保険の保険者は政府で、加入は労働者ではなく、会社などの事業主が保険加入して、保険料を全額負担し納付します。労災保険の給付を受ける場合は、被災した労働者本人、または遺族が、病院または労働基準監督署に保険給付請求書を提出します。

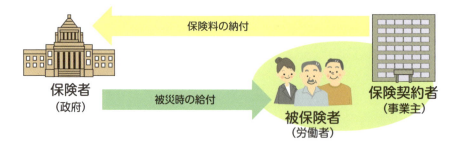

 労災保険の保険者は政府、加入者は事業主、被保険者は労働者です。申請は、病院または労働基準監督署に保険給付請求書を提出します。

労災・自賠責保険は基本事項だけ、頭に入れておきましょう。

先輩事務員からのアドバイス

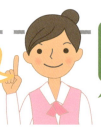

2. 自賠責保険制度

　車やバイクの運転による交通事故でケガをしたり死亡した場合には、加害者が加入している自賠責保険の適用となります。

　自動車（原動機付き自転車含む）を運転する人は、すべて自賠責保険に加入することが義務付けられており、強制加入となります。未加入で走行すると免許停止、１年以下の懲役または５０万円以下の罰金が課せられます。

　保険者は、各保険会社、および協同組合などに当たります。保険契約者は自動車の所有者または、運転者で、被保険者も同じです。

　自賠責保険は、被害者に100％の責任がある場合は補償の給付が行われません。また補償の限度額も決められています。限度額を超える補償については、損害保険会社などの任意保険に個人的に加入します。

　医療機関においては、交通事故の場合、通常は自賠責保険を優先して適用しますが、被害者である患者の申し出などがある場合は、医療保険を優先することも可能です。このような場合、患者により「第三者の行為による傷病届」を各保険者に提出する必要があります。

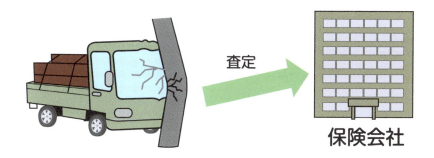

  結核病棟で働いていて、結核にかかっても労災が降りないと知り合いの看護士さんが嘆いてました。本当ですか？

 意外かもしれないけど、本当に降りない場合もあるのよ。

結核感染の労災認定

　結核など、感染経路が特定できない病気などは、職場で感染したとは限らないため労災の認定が降りないことがあります。ただし、入院すれば労災とは別に公費扱いになります。

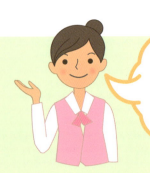

> 医療事務において、保険証の負担区分を確実に確認して間違えないことは、基本中の基本です。

関連知識ガイド

●保険証の負担区分の種類

前期高齢者と経過措置者

　負担区分で混乱しがちなのは、前期高齢者の負担割合です。70歳から74歳までの人（前期高齢者）の窓口負担を1割とする、従来の国の特例措置が見直されたため平成26年4月2日以降に70歳となった人の医療費の窓口負担は2割になりました。

　実施は段階的に行い、69歳のときは3割、新たに70歳になったときから2割になるため、現時点では2割負担と1割負担の方が混在します。さらに現役並み所得者は年齢に関わらず3割負担となるので、前期高齢者には3つの負担割合があります。すでに特例措置の対象となっている後期高齢者（昭和19年4月1日以前生まれの人）はいままでどおり1割負担です。

年　齢	自己負担割合		
0歳～未就学児	2割負担		
6歳～69歳 ※小学生1年生になる4月1日から	3割負担		
70歳～74歳 （前期高齢者）	現行 2割負担	経過措置者 1割負担	現役並み所得者 3割負担
75歳以上 （後期高齢者）	現行 1割負担		現役並み所得者 3割負担
65歳以上の障害認定者 （後期高齢者）	1割負担		

高齢受給者証

　国民健康保険には割合負担が書かれているものが多いが、職域保険などは保険証本体とは別に割合負担の記載された「高齢受給者証」が発行されます。

負担区分の切り替えの時期

　切り替えの時期は、前期高齢者の場合、誕生月の翌日からの適用となります。75歳以上の後期高齢者の切り替えの時期は誕生日の日からとなります。

これだけは覚えよう
公費負担医療制度

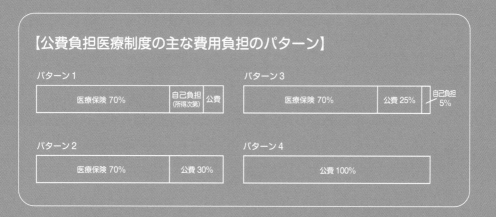

公費医療負担制度について覚えるべき基本的知識、様々な公費の種類、患者さんの費用負担の割合など、制度的な知識を学びます。

公費負担医療制度の全体像

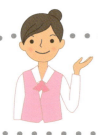

健康保険では業務外の病気やケガの場合に療養の給付が行われますが、病気の種類や患者の条件によって、法律に基づいて医療費の全額あるいは一部を国や地方自治体が負担する、公費負担医療制度があります。

1. 公費負担医療制度

　公費負担医療制度は、国や自治体が税収を財源として、医療保険制度とは別に、費用の負担を行う制度です。ひと口に公費といっても非常に多くの制度や法律があり、対象者や自己負担の割合などが違います。主な公費制度の分野として、福祉的給付、障害者等の更生、治療研究給付、補償的給付、強制措置に伴う医療の5つがあります。

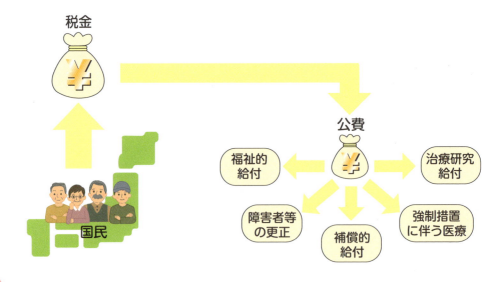

 公費負担医療制度には、「福祉的給付」、「障害者等の更生」、「治療研究給付」、「補償的給付」、「強制措置に伴う医療」の5分野がある

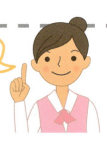

次は、5つの分野の中身をもう少し詳しく見てみましょう。

2. 公費負担医療の種類

　公費負担医療制度は、社会的弱者の救済や、社会福祉、公衆衛生の向上、難病の治療や研究などを目的としたもので、主に下の一覧表の内容が含まれています。

　公費負担医療制度は、制度ごとに運営や所轄する主体が、国・自治体（都道府県または市町村）あるいはどちらも関わるものなど様々です。自治体によっては、独自の助成制度を設けているところもありますので、地域ごとの自治体の窓口やホームページなどで確認する必要があります。

主な公費負担医療制度一覧

制度の分類	給付目的	制度内容	法律・制度名	法別番号
福祉的給付	社会的弱者の救済	生活保護を受けている人や18歳未満の児童、幼児等、社会的弱者の福祉や、医療を保障する	母子保健法	23
			児童福祉法	17・52
			子ども医療費助成制度	
			生活保護法	12
障害者等の更生	障害者の福祉	障害者や、病気やケガにより心身に障害を負った人などの更生を支援する	障害者総合支援法（旧 障害者自立支援法）	15・16 21
			身体障害者福祉法	
治療研究給付	難病や慢性疾患の治療研究および助成	原因不明あるいは治療法が確立されていない難治性の病気の治療や研究を支援・助成する	難病等医療費助成制度	51・54
			肝炎治療特別促進事業	38
補償的給付	健康被害や戦時中の被害に関する補償や支援	戦時中、軍人・軍属だった人や原爆被害を受けた人、公害による健康被害を受けた人、また中国残留邦人などへの補償や支援を行う	原爆被害者援護法	18・19
			戦傷病者特別援護法	13・14
			中国残留邦人等支援法	25
強制措置に伴う医療	公衆衛生の向上	結核やその他の感染症予防、自傷他害の恐れがある	結核予防法	10・11
			精神保健福祉法	20
			感染症予防・医療法	28・29

3. 公費負担医療制度が使われる例

　公費負担医療制度は、難病など特別な病気や、社会的弱者や障害などがある場合にしか利用できないと思われがちですが、比較的身近な疾患や症状が対象となる場合もあります。
　例えばストレス性障害や、白内障の手術、悪性関節リウマチなど、よく耳にするものや身近に患者さんがいるものも多く含まれています。

身近な公費利用の例

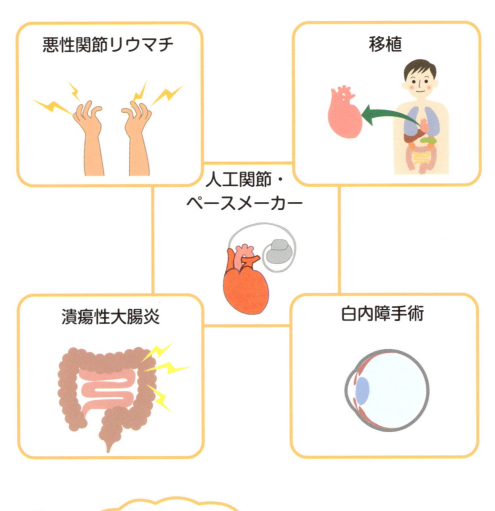

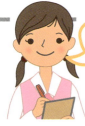

公費って思っていたより、聞き覚えのある身近な病気や症状に使われているんですね。

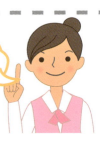

自分には関係ないと思っている患者さんも多いのよね。

4. 公費制度の利用の流れ

　公費負担医療制度の利用には、本人あるいは代理人（保護者等）が保健所や自治体の窓口、福祉事務所などへ出向いて申請しなければなりません。多くの場合、申請に必要な書類を一度保健所や自治体の窓口に取りに行くか、ホームページからダウンロードしてプリントし、指定病院で記入してもらい、それをまた提出するという流れになります。公費ごとの申請の流れは4章で説明します。ここではおおまかな流れを知っておきましょう。

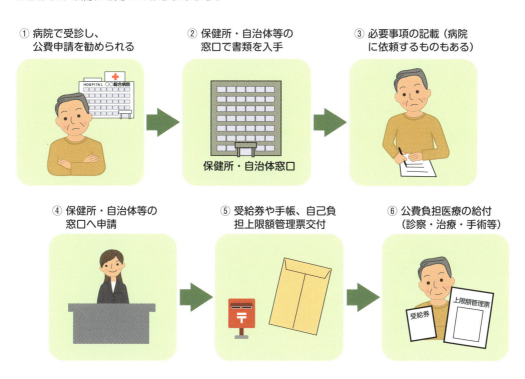

① 病院で受診し、公費申請を勧められる
② 保健所・自治体等の窓口で書類を入手
③ 必要事項の記載（病院に依頼するものもある）
④ 保健所・自治体等の窓口へ申請
⑤ 受給券や手帳、自己負担上限額管理票交付
⑥ 公費負担医療の給付（診察・治療・手術等）

公費の種類ごとについてる「法別番号」って何ですか？

公費負担医療制度はたくさんあるので、それらを正確に区別するための数字のことだと思って。

法別番号

　P37の表の右側にある「法別番号」は、公費の種類ごとに付けられています。中には同じ法制度で、いくつか給付内容や条件等が違うものもあるため、それらを正確に区別するのに使われます。医療事務の現場では、事務員同士が情報を素早く正確に伝達するために、お互いに法別番号で伝えることが多くなります。番号と公費の種類をしっかり覚えておきましょう。
　もちろん、患者さんには法別番号を言っても伝わりません。あくまで事務員同士の作業上のものとして使い分けましょう。

5. 公費負担医療制度を用いた費用負担

　日本の公費負担医療制度では、全額公費負担のものもありますが、医療保険制度が優先的に適用され、その自己負担分のみに対して公費負担が適用されるものもあるなど、いろいろなパターンがあり、とても複雑なものとなっています。ここでは、多くの場合に適用される費用負担のパターン4種類を見ていきましょう。

【公費負担医療制度の主な費用負担のパターン】

パターン1：難病等医療費助成制度など
医療保険優先で、医療費の全額が公費対象だが、所得に応じた自己負担がある場合

| 医療保険 70% | 自己負担（所得に応じる） | 不足分（公費負担） |

➡ 自己負担あり（所得に応じた負担）

パターン2：原爆被爆者援護法（一般疾病）／生活保護法（併用の場合）など
医療保険優先で、医療費の全額が公費対象となる場合

| 医療保険 70% | 公費 30% |

➡ 自己負担なし（自己負担分は公費が負担）

パターン3：感染症法（結核患者の適正医療）など
医療保険優先で、医療費の5%が自己負担となる場合

| 医療保険 70% | 公費 25% | 自己負担 5% |

➡ 自己負担あり（5%）

**パターン4：生活保護法（単独の場合）／原爆被爆者援護法（認定疾病）／
　　　　　　 戦傷病者特別援護法／感染症法（新感染症・指定感染症）など**
全額が公費対象となり、かつ公費負担となる場合

| 公費 100% |

➡ 自己負担なし

※医療保険はわかりやすくするために3割負担の場合でグラフにしています。

「公費対象」と「公費負担」は意味が違うんですか？

公費対象であっても、医療保険が優先される場合や、所得によって自己負担が発生する場合は、公費で負担しない部分も出てくるのよ。

「公費対象」と「公費負担」

　左ページのいちばん上のパターンのように、医療費の全額が公費対象であっても、患者さんの所得に応じて自己負担が発生する場合もあります。また、医療保険が優先される場合は、本来の医療保険の7割負担分は医療保険によって負担されます。その場合、実際に公費から支払われる額は公費対象の一部だけとなります。医療保険で負担したぶんと、公費で負担したぶんは請求先も異なります。自己負担が発生した場合は、患者さんに窓口で支払ってもらうことになります。

　患者さんに関係があるのは自己負担があるかないか、何割負担なのか、といったことだけですので、どの場合にどのくらい自己負担が発生するのかをしっかり覚えておきましょう。

事務NOTE

公費医療負担制度の全体像
公費負担医療制度には、「福祉的給付」、「障害者等の更生」、「治療研究給付」、「補償的給付」、「強制措置に伴う医療」の5分野がある。

公費申請の流れ
公費の申請は、患者さん本人（または代理人）に保健所や市町村窓口へ出向いてもらい、書類等を入手してもらう必要がある。また、病院側で記載することもあるので、患者さんにどのタイミングで、どこで何をしてもらうか説明する必要がある（第4章参照）。

公費を用いた費用負担
公費の種類によって負担の割合が主に4パターンある。事務処理上は、この負担割合によって請求先が変わってくるので、その点を理解しておく必要がある。また、患者さんには自己負担額の説明が必要になる。

福祉的給付

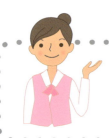
社会的弱者の救済を目的として、医療費などの助成を行うのが福祉的給付です。母子保健法（養育医療）、生活保護法（医療扶助）、子ども医療費助成などが含まれます。

1. 福祉的給付

　社会的弱者の救済という目的で、生活困窮者に対する生活保護法、18歳未満の児童に対する児童福祉法（育成医療・措置など）や、乳幼児と母親の健康維持・増進をはかるために制定された母子保健法（養育医療）、子育て世帯の経済的負担を軽減するため子どもの医療費を都道府県と市町村とで負担する子ども医療費助成制度などがあります。

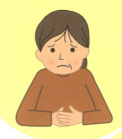
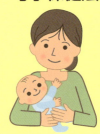
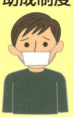

Point 福祉的給付には、「母子保健法」、「生活保護法」、「子ども医療費助成制度」などがある。

2. 母子保健法（養育医療）　法別：23

　母子保健法においては、保健指導（妊娠による心身の変化に対して正しい知識を与え、安全安楽に生活できるよう助言すること。また、病気予防と異常の早期発見ができるよう、自己管理を徹底させるための指導）や、健康診査が公費負担の対象となります。また、母子保健法の養育医療では出生児が未熟児（体重2000g以下、運動、呼吸、循環器、消化器機能が弱く、異常が見られる場合）に対する医療も公費負担の対象となります。

●負担割合：全額公費対象、医療保険優先

医療保険 70%	公費（養育医療）30%

※保護者に負担能力が認定された場合は、自己負担金が課せられます。

届出	未熟児の退院時に未熟児の氏名、退院後の保護者居住地等を市町村に通知する。
給付内容	健康保険による給付内容に準ずる（ただし、入院に限る）。
提出書類等	（未熟児の保護者が医療機関に）養育医療券を提示する。
医療機関	指定医療機関（指定病院、指定薬局等）

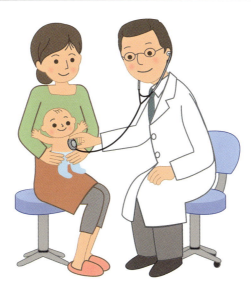

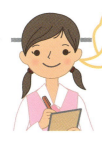

3歳児検診も、母子保険法の公費に含まれるんですね。

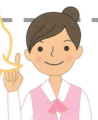

そうよ。子ども達の健康な成長を守るために、未就学児まではフォローされてるのよ。

3. 生活保護法　法別：12

　資産や能力等すべてを活用してもなお生活に困窮する方に対し、困窮の程度に応じて必要な保護を行い、健康で文化的な最低限度の生活を保障し、その自立を促す制度です。この生活保護法に基づく扶助の一つに「医療扶助」があります。現金以外の医療等によるのが原則ですが、現金給付となる場合もあります。指定医療機関で医療を受ける場合、福祉事務所が発行する医療券が必要です。各種医療保険やその他の公費負担制度は生活保護に優先しますので、それらを引いた患者さんの自己負担ぶんに、最後に生活保護の医療扶助が適用されます。

①全額公費負担（生活保護単独）の場合

公費（生活保護）100%

他の公費負担医療が併用されない場合、医療費の全額が生活保護の医療扶助の対象となります。

②医療保険（職域保険）＋ 公費（生活保護）の場合

医療保険 70%	公費（生活保護）30%

各種医療保険が適用される場合、それらを優先的に適用し、残った患者自己負担分が生活保護の医療扶助の対象となります。

③医療保険 ＋ 他の公費（感染症法）＋ 公費（生活保護）の場合

医療保険 70%	感染症法（結核）25%	公費（生活保護）5%

医療保険、他の公費が優先され、残った患者自己負担分が生活保護の医療扶助の対象となります。

※人工透析患者は、人工透析については更生医療から、その他は生活保護からの助成になります。

給付内容	健康保険による給付内容に準ずる。
提出書類等	（患者が医療機関に）生活保護の医療券・調剤券、結核の患者票を提示する。
医療機関	指定医療機関（指定病院、指定薬局等）

生活保護受給者で、難病医療の助成を受けている患者さんの場合、難病の公費が優先して適用されますので、100％特定疾患医療費となります。また、健康保険の適用対象外の医療費がある場合には、難病と生活保護の併用で請求します。

④他の公費（難病医療の助成等）＋ 公費（生活保護）の場合

難病（特定疾患医療費）100％

他の公費負担医療が併用されない場合、医療費の全額が生活保護の医療扶助の対象となります。

給付内容	健康保険による給付内容に準ずる。
提出書類等	（患者が医療機関に）生活保護の医療券、難病の受給者証を提示する。
医療機関	指定医療機関（指定病院、指定薬局等）

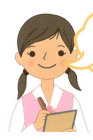

生活保護が適用されている人は、国民健康保険は入れないんですよね？

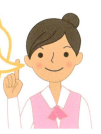

生活保護を適用された日から国民健康保険の被保険者資格を失うけど、社会保険（職域保険）は生活保護と併用できるのよ。

生活保護の医療券

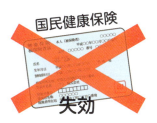

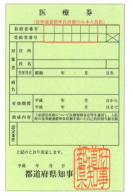

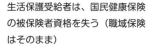

生活保護受給者は、国民健康保険の被保険者資格を失う（職域保険はそのまま）

※各都道府県により書式が異なります。

※生活保護が適用されている人は、適用された日から国民健康保険の被保険者資格を失いますので、他の公費負担医療や職域保険が併用されない場合は、医療費の全額に生活保護の医療扶助が適用され、全額給付となります。

障害者等の更生医療給付

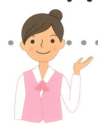
障害者への更生医療の公費は、身体障害者福祉法に規定する身体障害者で、その障害を手術等の治療により確実に除去・軽減できるものに提供される、更生のために必要な自立支援医療費を支給するものです。

1. 障害者等の更生医療

　更生医療は、身体障害者福祉法に規定する身体障害者として認定されて、身体障害者手帳を持った方が、その障害に関する医療に係る医療費の自己負担分について、所得に応じて給付される制度です。給付についての申請窓口は各市町村の福祉課等になっています。

　更生医療は、主に以下の3つの法律と制度によって成り立っています。

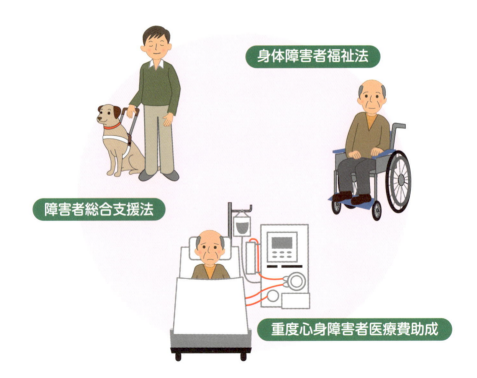

 更生医療の給付には「障害者総合支援法」、「身体障害者福祉法」、「重度心身障害者医療費助成」などの法・制度がある。

2. 障害者総合支援法 法別：15・16・21

障害者の自立と社会への参加の促進を図るため、平成18年に「障害者自立支援法」が施行されましたが、その後一部改正されて、「障害者総合支援法」となりました。自立支援医療として、以下のように①〜③の3つの法制度があります。

①更生医療 法別：15

身体に障害のある者に対して、手術などの治療により、障害の除去、軽減ができると認められる場合、自立と社会への参加促進を目的として、障害者に対して行われる更生に必要な医療費の一部を給付します。

●負担割合：医療保険優先適用

医療保険 70%	公費（更生医療）	自己負担（原則10%）

※自己負担額には上限があります。

給付対象者	対象疾患	視覚・聴覚・平衡機能障害、肢体不自由、心臓機能障害（心臓移植後の抗免疫療法のみ）、腎臓機能障害、小腸機能障害、肝臓機能障害（肝臓移植後の抗免疫療法のみ）、HIV、人工透析等。
	医療範囲	対象となる障害に対し、確実な医療の効果（障害の除去・軽減）が期待できる者に限る。内臓の障害については、手術により障害を補い、または程度が軽減する見込みがある者とする。内科的治療のみの者は対象としない。
	医療内容	健康保険による給付内容および移送等。
給付内容		医療保険を優先適用し、原則1割（10%）の自己負担額を控除した額が給付される。
医療機関		指定自立支援医療機関
窓口取扱い		受診時に自立支援医療受給者証、自己負担上限額管理票、被保険者証を窓口に提示してもらい、内容を確認し、医療費の1割（10%、上限額がある場合は上限額まで）を窓口で徴収する。 ※人工透析を受けている患者は、特定疾病療養受療証の確認も必要。 ※生活保護該当者は自己負担上限額管理票は不要。

②育成医療　法別：16

　身体に障害があるか、または疾患に対する治療を行わないと将来一定の障害を残すと認められる18歳未満の者（児童）に対して、手術などの治療により、障害の除去、軽減ができると認められる場合、必要な医療費の一部を給付します。

●負担割合：医療保険優先適用

医療保険 70%	公費 （育成医療）	自己負担 (原則10%)

※自己負担額には上限があります。

給付対象者	対象疾患	視覚・聴覚・平衡機能障害、肢体不自由、心臓機能障害（心臓移植後の抗免疫療法のみ）、腎臓機能障害、小腸機能障害、肝臓機能障害（肝臓移植後の抗免疫療法のみ）など。
	医療範囲	18歳未満の児童で、身体上の障害を有する者、または現在有する疾患を放置すると将来障害を残すと認められる者で、手術等により障害の除去、軽減等の効果が期待できる者。
	医療内容	健康保険による給付内容および移送など。
給付内容		医療保険を優先適用し、原則1割（10%）の自己負担額を控除した額が給付される。
医療機関		指定自立支援医療機関
窓口取扱い		受診時に自立支援医療（育成医療）受給者証、被保険者証を窓口に提示してもらい、内容を確認し、受給者証に記入された自己負担額を窓口で徴収する。

③精神通院医療　法別：21

精神通院医療は、精神疾患（その他てんかんを含む）での通院による精神医療を続ける必要がある病状の方に、通院のための医療費の一部を給付します。

●負担割合：医療保険優先適用

| 医療保険 70% | 公費（精神通院医療） | 自己負担（原則10%） |

※自己負担額には上限があります。

給付対象者	対象疾患	精神障害者またはてんかんを有する者で、通院による治療が継続的に必要と認められる者。
	医療範囲	精神障害またはてんかんおよびそれに起因して生じた病態に対して行われる通院医療。
	医療内容	社会保険診療報酬の対象となる診療、調剤、訪問看護。
給付内容		医療保険を優先適用し、原則1割（10%）の自己負担額を控除した額が給付される。
医療機関		指定自立支援医療機関（精神通院医療）
窓口取扱い		受診時に自立支援医療（精神通院）受給者証、自己負担上限額管理票、被保険者証を窓口に提示してもらい、内容を確認し、医療費の1割（10%）を窓口で徴収する。

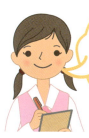

精神通院というと、精神疾患だけと思いがちですけど、てんかんも対象疾患に含まれるんですね。

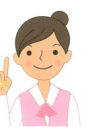

あくまで制度上の分類として一緒になっているだけなのよ。

3. 身体障害者福祉法

　国および地方公共団体が、疾病または事故などによる身体障害の発生の予防や、身体に障害のある者を必要に応じて援助、保護し、十分な福祉サービスを行うため、医療の面でも必要な医療費の一部を負担します。

　身体障害者手帳は、この身体障害者福祉法に基づいて発行されています。身体障害者福祉法の第15条によって、対象者の居住地の都道府県知事が発行します。身体障害者手帳は、身体障害者を対象とした各種制度を利用する際に提示する手帳で、健常者と同等の生活を送る上で最低限必要な援助を受けるために、必要な証明書となります。「身体障害者手帳」を省略して「身障者手帳」と呼ばれる場合もあります。

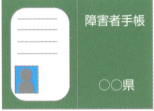

4. 重度心身障害者医療費助成など

　重度の心身障害者（身体障害者手帳1～2級など）に対し、各種健康保険法によって医療機関を受診した際、自己負担ぶんを軽減できるようにする制度です。事前に登録をすると、資格証が発行されます。市町村ごとに異なり、所得制限もありますので、事前に窓口に問い合わせが必要です。

給付対象者	身体障害者手帳1～2級、および身体障害者手帳3級（心臓、肝機能障害、呼吸器、腎臓、膀胱、直腸、小腸、ヒト免疫不全ウイルスによる免疫機能障害に限る）、療育手帳A判定（知能指数35以下）、重複障害と診断されている人、精神障害者保健福祉手帳1級
給付内容	通院、歯科、整骨院（柔道整復）、指定訪問看護の、医療保険適用分の医療費。原則として償還払い。 ※現物給付を行う自治体もある。 ※差額ベッド代、おむつ代、予防注射代、文書料、健康診断料等は助成対象とならない。
窓口取扱い	受給券がある場合は、保険証と同時に提示してもらう。

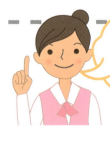

重度心身障害者受給券は、持っていても保険証と同時に提示するのを知らない患者さんもいます。

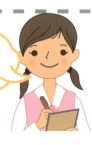

ではこちらからも、患者さんにきちんと確認が必要ですね。

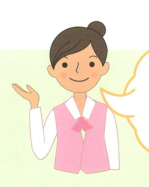

> 重度心身障害者医療費助成は、意外と多くの方が利用しています。よくある質問を少し見ておきましょう。

関連知識ガイド

●重度心身障害者医療費助成制度（受給券がある場合）

①届いた受給券はどう使うのか？	医療機関を受診する際は、健康保険証と一緒に窓口に提示してください。
②受給券を提示するとどうなるのか？	受給券に記載された金額のみで受診することができます（薬局は全て無料）。
③受給券は何回でも使えるのか？	受給券の有効期間は原則1年で、その間であれば何度でも使えます。
④次の年以降はどうなるのか？	毎年所得判定をして、受給資格がある方には新しい受給券を発送します。
⑤「重度心身障害者医療費助成受給資格認定申請書」は毎年出すのか？	1回提出すれば、翌年以降は毎年自動で更新されます。
⑥受給券が破れてしまったり、洗濯したり、失くしてしまったら？	申請すれば再発行できますので、ご連絡ください。
⑦引越しして住所が変わったときはどうするのか？	市内（区内）の転居は、転出届けが必要です。氏名の変更も届出が必要です。
⑧保険証が変わったんだけど、何かすることはあるのか？	保険証の変更があった場合も、届出が必要です。
⑨市外へ転出したり、受給者が亡くなったときはどうするのか？	市外への転出や受給者の死亡時は、返納届の提出や受給券の返納が必要です。

2 これだけは覚えよう公費負担医療制度

補償的給付

戦時中、軍人や軍属だった人や、原爆の被害者、公害等によって健康被害を受けた方などへの補償を行う制度として、補償的給付の制度が定められています。

1. 補償的給付

　戦傷病者や原爆被爆者、公害等による健康被害者に対する医療のように、国家補償的意味を持つ場合には、以下のような補償的給付の制度が定められています。また中国残留邦人に対しても、別途に法整備されていますので、ここでは補償的給付の一種として併せて見ていきましょう。

戦傷病者特別援護法

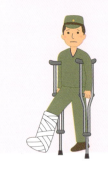

原子爆弾被爆者に対する援護に関する法律

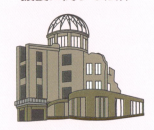

公害健康被害の補償等に関する法律

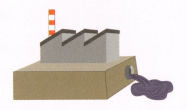

中国残留邦人等支援法

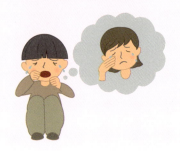

Point　補償的給付には、「戦傷病者特別援護法」、「原子爆弾被爆者に対する援護に関する法律」、「公害健康被害の補償等に関する法律」さらに、「中国残留邦人等支援法」などがある。

2. 戦傷病者特別援護法　法別：13・14

戦時中の旧日本軍において、軍人や軍属が、公務によって受けた負傷または疾病に対して、国家補償的な理念に基づいて、特に療養費の面で給付を行う法制度です。この公費を受けるには、戦傷病者手帳の交付を受けていることが要件となります。

●負担割合：全額公費（国費）対象、公費優先

公費（国費）100%

給付対象者	療養の給付／法別13	公務上の傷病（因果関係のある併発症含む）についての療養が必要な戦傷病者であること。
	更生医療／法別14	公務上の傷病によって、別に定められた程度の視覚障害、聴覚障害、言語機能障害、中枢神経障害、肢体不自由の状態にあって、更生のための医療を必要とする戦傷病者であること。
届出		戦傷病者手帳の交付を事前に受けること。
給付内容		健康保険による給付内容に準ずる。
提出書類等		患者は医療機関に戦傷病者手帳と療養券（更生医療の場合は更生医療券）を提示する。
医療機関		指定医療機関

●戦傷病者特別援護法の給付割合の例

①公務上の傷病

公費（国費）100%
戦傷病者特別援護法

②公務上の傷病＋因果関係のある併発症

公費（国費）100%
戦傷病者特別援護法

③公務上の傷病＋因果関係のない併発症で国民健康保険適用の場合

公費（国費）100%	＋	医療保険70%	自己負担30%
戦傷病者特別援護法		医療保険適用	

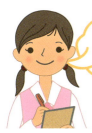

戦傷病者の方は、たくさんいらっしゃるんですか？

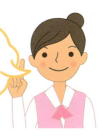

それほど多くはないけど、たまに受け付けで戦傷病者手帳を見ることもあるので、よく覚えてね。

3. 原子爆弾被爆者に対する援護に関する法律　法別：18・19

　広島、長崎に投下された原子爆弾の被爆者について、医療や健康診査、介護費用等を公費で負担する制度です。被爆者は健康上特異な状態にあるため、健康診断や健康指導などの健康管理も行われています。公費を受ける場合には、被爆者健康手帳と認定書の交付が事前に必要となります。

①認定疾病

　認定疾病に該当し、現に医療を必要すると認定された者（認定被爆者）に対して医療給付が行われます。該当する場合は、全額公費（国費）によって負担されます。

●負担割合：全額公費（国費）対象、公費優先

公費（国費）100%

給付対象者 （認定被爆者）	・原子爆弾が投下された際、指定の区域（当時の広島市、安佐郡祇園町、安芸郡戸坂村のうち、孤爪木、安芸郡中山村のうち、中、落久保、北平原、西平原、寄田、安芸郡府中町のうち、茂陰北、および当時の長崎市、西彼杵郡福田村のうち、大浦郷、小浦郷、本村郷、小江郷、小江原郷、西彼杵郡長与村のうち、高田郷、吉無田郷）で直接被爆した人とその人の胎児 ・原子爆弾が投下されてから2週間以内に、救援活動、医療活動、親族探しなどのために、広島市内、長崎市内に立ち入った人とその人の胎児 ・その他、多数の死体の処理、被爆者の援護などに従事したなど、身体に放射線の影響を受けるような事情にあった人とその胎児
認定疾病	再生不良性貧血、白血病・肺がん・甲状腺がん・皮膚がんなどの悪性新生物、肝機能障害、原爆白内障、熱傷瘢痕、近距離早期胎内被爆症候群
届出	被爆者健康手帳と認定書の交付を事前に受けること。
給付内容	健康保険による給付内容に準ずる。
提出書類等	患者は医療機関に被爆者健康手帳と認定書を提示する。
医療機関	指定医療機関

②一般疾病

　原爆被爆者は、認定疾病以外に対しても、ほぼすべての傷病に対する医療給付が受けられます。医療保険を優先適用し、残りの3割が公費によって負担されます。

●負担割合：全額公費（国費）対象、公費優先

医療保険 70%	公費 30%

4. 公害健康被害の補償等に関する法律

　高度経済成長期に引き起こされた様々な公害により、多くの人の健康被害が引き起こされました。それら公害による健康被害への対応として公害対策基本法が成立し、事業者からの寄付金と公費（国、都道府県および市）を財源として、医療費のほか医療手当て、介護手当てが支給されるようになりました。以後、法改正を経て、昭和62年に現在の形となって以降、大気汚染等の新規患者の認定は取り止めになっています。

給付対象者	指定疾病（第一種地域）	慢性閉塞性呼吸器疾患（慢性気管支炎、気管支ぜん息、ぜん息性気管支炎、肺気腫およびこれらの続発症など）
	指定疾病（第二種地域）	特異的疾患（水俣病、イタイイタイ病、慢性砒素中毒症などの、メチル水銀、カドミウム、砒素中毒によるもの）
給付内容		療養の給付および療養費（健康保険や国民健康保険より本制度が優先適用される）、障害補償費（障害の程度は4ランクの区分）、療養手当（入院に要する諸雑費、通院の交通費等）
提出書類等		（患者が医療機関に）公害医療手帳、被保険者証を窓口で提示してもらう
医療機関		公害医療機関（保険医療機関は公害医療機関とみなされるが、辞退している場合もある）

5. 中国残留邦人等支援法　法別：25

　昭和20年頃、中国の東北地方(旧満州地区)に開拓団などで居住していた日本人で、戦争に巻き込まれ孤児となりやむなく中国に残った人々を「中国残留邦人」といいます。こうした中国残留邦人の老後の生活の安定を図るために、医療費を軽減する法制度です。

●負担割合：全額公費（国費）対象

公費（国費）100%

給付対象者	①日本に永住帰国した中国残留邦人（樺太残留邦人含む）で、世帯の収入が一定基準に満たない者で、かつ1911年4月2日〜1946年12月31日の間に生まれた者、永住帰国の日から1年以上日本に住所を有する者、1961年以降に初めて永住帰国した者 ②支援給付を受けている中国残留邦人等が死亡した場合の配偶者 ③支援給付に係る改正法施行前に60歳以上で死亡した特定中国残留邦人等の配偶者で、法施行の際に生活保護を受けている者
給付内容	生活保護法による医療扶助と同じ
提出書類等	患者が選定する医療機関に医療券が直接送付される。患者本人には「本人確認書」が交付されるため、医療機関でそれを提示する。
医療機関	同法の指定を受けた医療機関であれば、受給者本人の希望で医療機関を選択できる。

強制措置に伴う医療給付

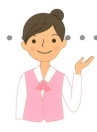

自分自身や他人を傷付けたり、何らかの迷惑・犯罪行為をする可能性が高い人や、感染症等にかかっている人に対して、必要に応じ強制的に入院や検査をさせるなど、強制措置がとられる場合があります。

1. 強制措置に伴う医療給付

　強制措置に伴う医療とは、主に、患者が精神疾患のために「自傷他害の恐れ」がある、または迷惑行為や犯罪行為をする可能性が高い場合（精神福祉保険法）や、感染症等にかかっていて、感染を拡大させる恐れがある場合（感染症法、結核医療費公費負担制度）などに、行政措置として入院を強制するものです。この場合、病院などの医療機関と入院契約を交わすのは、患者やその家族ではなく、行政機関となります。

精神保健福祉法　　　　　　　感染症法

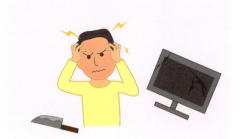
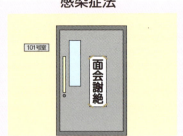

結核医療費公費負担制度

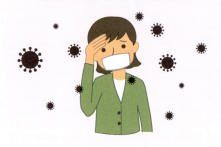

 精神疾患による自傷他害の恐れなどや、感染症の拡大などの恐れがある場合は、行政機関が強制入院等の措置を命令する。

2．精神保健福祉法　法別：20

　自傷他害の恐れなどのある精神障害者等に対しては、通報や連絡などを経て、都道府県知事が行政命令によって強制的に入院および保護を行い、その後の社会復帰や自立の促進までを援助する制度です。措置入院（緊急措置入院含む）について公費負担により医療給付が行われます。

　ただし、医療保護入院（法第33条）、応急入院（法第33条の4）、任意入院（法第22条の3）については、この公費負担の対象外となります。

●負担割合：全額公費負担、医療保険優先

医療保険 70%	公費 30%

届出	一般の通報や連絡による
給付内容	健康保険による給付内容および移送
提出書類等	（病院が市町村に）措置入院の通知書等各種書類を提出する
医療機関	指定医療機関（指定病院、指定薬局等）

2 これだけは覚えよう公費負担医療制度

「国費」と「公費」は意味が違うんですか？

同じだと思っている人が多いけど、実は意味が違うのよ。正確に理解しておくといいわね。

「国費」と「公費」

　国費と公費をまったく同じものと勘違いしている人も多いのですが、正確には意味が異なります。国費は完全に国が財源を負担する費用であり、公費は国も含めた地方自治体（都道府県および市区町村など）が財源を負担する費用です。公費の種類によっては、国だけが負担するもの（これが国費です）、国と県などが負担するもの、県や市区町村だけが負担するものなど、様々なバリエーションがあります。一方の国費は、国だけが負担するものですのでシンプルです。

3. 感染症法 法別：28・29

　感染症の予防と感染症のまん延を防止し、患者への医療を行い、公衆衛生の向上と増進を図ることを目的とした制度です。①新感染症・指定感染症の患者に対する医療、②一類・二類感染症の患者に対する医療については、その医療費が公費負担されます。一類感染症のまん延を防止するため必要があると認めるときは、感染症の患者・保護者に対して医療機関（原則として特定感染症指定医療機関か第一種感染症指定医療機関）に入院を勧告します。

以下の表は、（1）新感染症・指定感染症および（2）一類・二類感染症、共通

届出	一類～四類の感染症患者、疑似症患者、無症状病原体保有者については、ただちに感染原因・感染経路・地域・感染者氏名、職業等を最寄りの保健所に届け出る。五類感染症のうち、定点把握対象の疾患は指定医療機関、全数把握の対象となる18疾患については、全医療機関が7日以内に最寄りの保健所に届け出る。
給付内容	健康保険による給付内容に準ずる。
医療機関	指定医療機関（三類～五類の感染症は公費対象外なので、一般の医療機関で受診できる）

（1）新感染症・指定感染症　法別：29

①新感染症
　人から人へと伝染すると認められる疾病で、すでに知られている感染性の疾病と明らかに異なり、当該疾病にかかった場合の病状の程度が重篤で、その疾病のまん延により国民の生命や健康に重大な影響を与える恐れが認められるものです。

②指定感染症
　一類、二類、三類感染症を除いた、すでに知られている感染症で、法律で規定する措置のすべてまたは一部を準用しなければ、国民の生命および健康に重大な影響を与える恐れのあるものです。

●負担割合：全額公費負担、公費優先

公費 100%

（2）一類・二類感染症　法別：28

　一類感染症：エボラ出血熱、クリミア・コンゴ出血熱、痘そう、南米出血熱、ペスト、
　　　　　　　マールブルグ病、ラッサ熱
　二類感染症：急性灰白髄炎（ポリオ）、結核、ジフテリア、インフルエンザ（H5N1）、
　　　　　　　重症急性呼吸器症候群（SARS）

●負担割合：全額公費負担、医療保険優先（入院医療のみ）

医療保険 70%	公費 30%

※所得税額によっては自己負担が発生する。結核の通院は5％の自己負担。

4. 結核医療費公費負担制度　法別：10・11

かつては結核予防法に定められていましたが、同法が廃止され、感染症予防法によって二類感染症に結核が分類され、結核の公費負担制度が運用されています。

（1）入院勧告　法別：11

患者の排菌の有無を調べ、結核菌を排出している場合は、「入院勧告」となり、勧告に従わない場合には「入院措置」となります。

●負担割合：全額公費負担、医療保険優先

公費 100%

給付対象者	肺結核、肺外結核に感染し、かつ、まん延させる恐れがあると認められる者
提出書類等	（医療機関が保健所に）感染症法第37条に係る医療費公費負担申請書を提出する
医療機関	指定医療機関（指定病院、指定薬局等）

（2）一般医療／外来　法別：10

患者の排菌の有無を調べ、結核菌の排菌が陰性であり、発病の危険が高い場合、患者が治療の継続および感染拡大の防止の重要性を理解し、治療の継続と他者への感染の防止が可能であると確認できる場合には、外来通院による診療を行います。

●負担割合：医療保険7割、医療保険優先

医療保険 70%	公費（結核）25%	自己負担 5%

給付対象者	肺結核、肺外結核に感染している、または発病の危険が高い者
提出書類等	（医療機関が保健所に）感染症法第37条の2に係る医療費公費負担申請書を提出する
医療機関	指定医療機関（指定病院、指定薬局等）

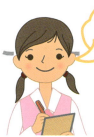

同じ結核でも、入院と外来通院に分かれるのはなぜなんですか？

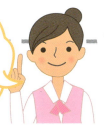

どちらも結核菌を保有しているので治療が必要だけど、排菌している人は感染を拡大させる恐れがあるので入院になるのよ。

治療研究給付

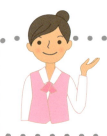

原因が不明で、治療法の確立されていない指定難病やウイルス性肝炎は、高額な医療を長期に渡って行う必要があることも多く、患者の医療費負担の軽減と、治療法の研究および普及を目的として医療を給付します。

1. 治療研究給付

　治療法の確立されていない指定難病やB型・C型ウイルス性肝炎のインターフェロン治療が必要と診断された患者さんに対して、その治療のための医療費（保険診療分）を給付する制度です。

難病法・特定疾患治療研究事業

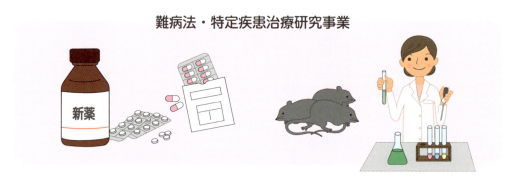

肝炎治療特別促進事業に係る医療の給付

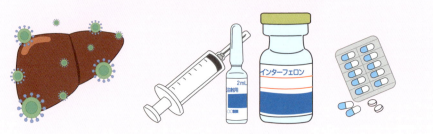

 治療研究給付には、「難病法・特定疾患治療研究事業」や「肝炎治療特別促進事業」などがある。

2. 難病法・特定疾患治療研究事業　法別：51・54

　原因が不明で治療法も確立していない難病に対する医療の確立や、普及を図ると同時に、患者さんの自己負担を軽減するために推進されてきた事業です。法改定によって対象疾患（指定難病）が306種類に増やされました。それに伴って法別番号54が設定されています。対象疾患の数は増えましたが、従来と異なり、生活保護の患者さんを除き、重症な患者さんであっても自己負担が設けられました。

①旧法より継続される特定疾患治療による助成　法別：51

　従来の法別番号51のまま変更はありません。難治性の肝炎のうち劇症肝炎、重症急性膵炎は、2014年12月までの認定患者が継続的に認定基準を満たす場合とし、重症多形滲出性紅斑は2014年7月から12月の認定患者（その有効期限の範囲内）に限られます。
　また、所得等に応じた一部負担が生じました（負担上限月額まで徴収されます）。

給付対象者	スモン、難治性の肝炎のうち劇症肝炎、重症急性膵炎、クロイツフェルト・ヤコブ病、重症多形滲出性紅斑と診断された者。
給付内容	健康保険による給付内容に準ずる。
提出書類等	（患者が医療機関に）特定疾患医療受給者証
医療機関	指定医療機関（指定病院、指定薬局等）

②新制度の難病医療　法別：54

　自己負担限度額は、所得に応じた6区分（生活保護含む）となりました。負担上限月額まで徴収します。

●負担割合：医療保険優先

医療保険 70%	公費	自己負担分

※一部自己負担金は生活保護受給者の場合は発生しない。
※三割負担の人は二割負担になり、一割負担の人は一割のまま。負担上限月額が定められている。

給付対象者	指定難病306疾患に該当すると診断された者（P112～121の指定難病一覧参照）
給付内容	健康保険による給付内容に準ずる。
提出書類等	（患者が医療機関に）指定難病受給者証、自己負担上限額管理票を提示する。
医療機関	指定医療機関（指定病院、指定薬局等）

3. 肝炎治療特別促進事業に係る医療の給付　法別：38

　肝炎は日本で最大の感染症です。B型・C型ウイルス性肝炎は進行すると、肝硬変や肝がんといったより重い疾病になることがあります。インターフェロンなどによる治療でこうした悪化を防ぐことが可能ですが、医療費が高額で普及が進まないため、早期治療を促進する観点から始められた医療費の助成制度です。

●負担割合

医療保険 70%	公費 30%

給付対象者	B型・C型ウイルス性肝炎の患者（医師の診断書により都道府県知事が認定した者）であって、この疾患に対して保険医療の給付を受けている者（他の法令による公費負担医療給付が行われている者を除く）
給付内容	B型・C型ウイルス性肝炎の根治を目的として行うインターフェロン治療、B型肝炎の核酸アナログ製剤治療、C型ウイルス性肝炎のインターフェロンおよびリバビリン併用治療、ペグインターフェロン・リバビリンおよびテラプレビルまたはシメプレビルによる3剤併用療法、インターフェロンフリー治療（レジパスビル／ソホスブビル配合錠による治療）にかかる医療費。これら治療を行うために必要な初診料、再診料、検査料、入院料等は助成対象となる。それ以外の、これら治療と無関係な治療は助成の対象とならない。
医療機関	指定医療機関
提出書類等	（患者が医療機関に）肝炎治療受給者証、自己負担上限額管理票を提示する。

※助成期間は原則として1年以内で、治療予定期間に即した期間となります。

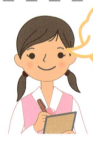

肝炎は治療薬が高額ですけど、どこの薬局でも公費が使えるんですか。

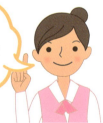

指定薬局でなければダメよ。都道府県によっては、委託契約していることもあるので事前に問い合わせが必要ね。

公費説明の実務知識

①受給者証と自己負担上限額管理票

②生活保護を受けている方の受診

③特定疾病療養受療症（マル長）

医療事務の現場で、公費についてどのような書類を扱い、どんな対応や説明が必要となるのか、具体的な実務知識を解説します。

受給者証と自己負担上限額管理票

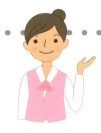

通院の際には保険証が必要なことはほとんどの人が理解していますが、公費がある患者さんの通院には、「保険証」、「受給者証」、「自己負担上限額管理票（以下：上限額管理票）」の３点セットが必要になります。

通院に３つのものが必要な理由を患者さん自身にしっかりと理解してもらいましょう。

ここでのポイント

1. 公費を受ける患者さんからよく出る疑問

公費を受ける患者さんの通院には、保険証の他に受給者証、上限額管理票が必要になります。これらがなぜ必要なのか、ほとんどの場合、患者さんの側はよく理解していません。受付窓口で、患者さんから「なぜ３つもいるのか」と聞かれることもよくあります。必要な理由がわからないと、次から忘れてくる原因にもなりますので、事務員自身が理由をきちんと理解し、説明できるようにしましょう。

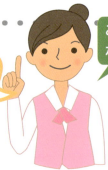

なんで３つも必要なの？
保険証だけじゃダメなの？
忘れてくると支払いが増える？

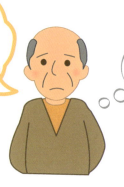

 Point 「保険証」「受給者証」「上限額管理票」は、公費を受ける患者さんの**通院３点セット**と覚えてもらいましょう。

公費を受ける患者さんの通院3点セットの役割

　公費を受ける患者さん（受給者）には、「受給者証」が発行されます。これは、受給者番号や保険者番号、疾患名、上限額などが記載されています。
　「上限額管理票」は月ごとに出されますが、その月にどの医療機関でいくら払ったかがすべて記録されていきます。つまり、患者さんがすでに自己負担の上限に達しているかどうかを確認するには、どうしてもこの上限額管理票が必要になります。

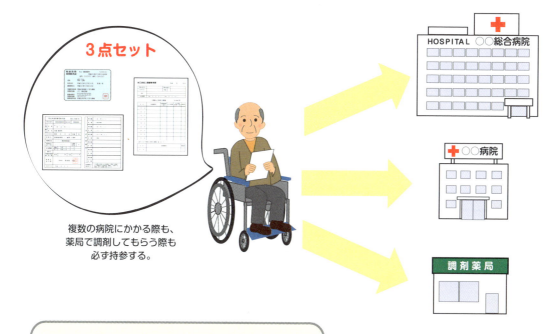

複数の病院にかかる際も、薬局で調剤してもらう際も必ず持参する。

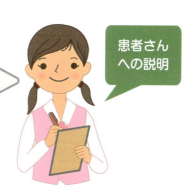

- 病院や薬局に来る際は、「保険証」と「受給者証」と「上限額管理票」の3点セットを必ず持ってきてください。
- いくつも病院にかかっている場合、どの病院に行くときも、3点セットを忘れずに。
- 公費を受けている患者さんには医療費の自己負担額に上限があるので、「上限額管理票」に毎回の医療費を記録しています。
- 上限額に達していたら、その月の間は自己負担は0円になります。
- 上限額に達していても、必ずもってきてください。上限額に達していることを確認するために必要です。

患者さんへの説明

3　公費説明の実務知識

2. 受給者証

　公費を受ける患者さんには、公費負担番号、受給者番号等が書かれた受給者証も必要です。
　特に、受給者番号を確認する上で必ず必要になります。有効期限が切れている場合や、新規の登録の際は、患者さんに原本を持ってきてもらう必要があります。
　事務員は受給者証を見て、区分と上限額の確認、疾患名と受診内容が一致しているかどうかの確認（必要に応じて診察した医師に確認を取ることもあります）、指定病院の確認を必ず行います。

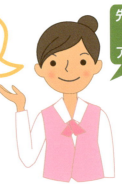

先輩事務員からのアドバイス

受給者証は原本確認が基本です。役所等に聞いても、個人情報の関係で教えてくれないことがあります。

受給者証の例（難病の場合）

特定医療費（指定難病）受給者証　一部自己負担 有				所在地	○○市○○町0-0-0
公費負担番号	000000000	受給者番号	000000	名　称	○○総合病院
受給者	住　所	〒○○○-○○○○　○○県○○市○町0-0-0		所在地	△△市△△町1-1-1
	氏　名	医療 事務男		名　称	△△クリニック
	生年月日	昭和○年 ○月 ○日　性別 男		所在地	○○市××町2-2-2
疾患名	突発性拡張型（うっ血型）心筋症			名　称	○○薬局
保険者名	○○○○○健康保険組合			所在地	
被保険証の記号・番号	○○　○○○○○	適用区分	B	名　称	
有効期間	開始　平成○○年 ○月 ○日　　終了　平成△△年 △月 △日				所在地	
備　考				名　称	
自己負担限度額	円			所在地	
知事名及び印	○○県知事　県知事　大変　印			名　称	
交付年月日	平成○○年 ○月 ○日			医療機関及び受給者の方へ	本事業の対象となる医療は、標記に記載された疾患及び当該疾患に附随して発現する傷病に対する医療に限られます。

3. 自己負担上限額管理票

　所得によって市町村民税の課税額が異なりますが、この額と患者さんの治療内容等に応じて、患者さんの本人負担の上限額が設定されています。これを、自己負担上限額といいます。

　上限額は、患者さんがかかった医療機関、薬局等でその都度記載され、そこで支払われた自己負担額をすべて合算します。

　そして、上限額に達した後は患者さんのその月の支払いは無料となります。

　自己負担上限額管理票を見ると、患者さんがかかった医療機関名、医療費の総額と、そのうちの自己負担額、そしてその月に払った患者さんの自己負担の累計額が記載されています。

　患者さんが忘れたり、事務員の手違いで記載漏れや誤記があると、上限額に達したかどうかの確認が困難になります。

自己負担上限額管理票の例（難病の場合）

自己負担上限額管理票

平成　　年　　　月分

月間自己負担上限額：　　　　10,000 円

日　付	医療機関名	医療費総額（10割分）	自己負担額	自己負担累計額（月額）	徴収印
月　日					
月　日					
月　日					
月　日					
月　日					
月　日					
月　日					
月　日					
月　日					

上記のとおり月額自己負担上限額に達しました。

日　付	医療機関名	徴収印
月　日		

4. 小児慢性の場合の自己負担上限額管理票

　小児慢性の公費を受けている場合、収入区分が5段階あり、ア〜オまで分かれています。子ども受給券との併用の場合、上限額管理票に公費の金額（小児慢性の2割負担の金額）は書きますが、実際の支払いは子ども受給券の金額になります。その場合は、使った受給券の種類も書きましょう。

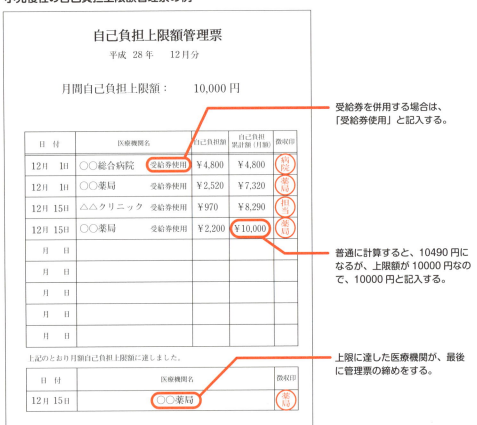

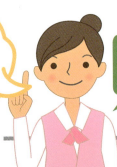

小児慢性では、子ども受給券や重度心身障害者受給券との併用が意外と多いので、書き方をよく覚えておきましょう。

先輩事務員からのアドバイス

5. 更生医療・精神通院の場合の自己負担上限額管理票

　更生医療と精神通院の割合負担は、1割負担です。受給者証に収入区分はありません。自己負担上限額のみが書かれています。更生医療の場合は、重度心身障害者受給券を併用している人が多いので、記載の仕方に注意が必要です。

更生医療の自己負担上限額管理票の例

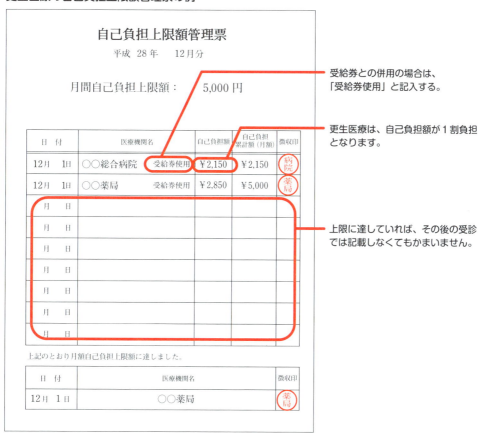

精神通院の自己負担上限額管理票の例

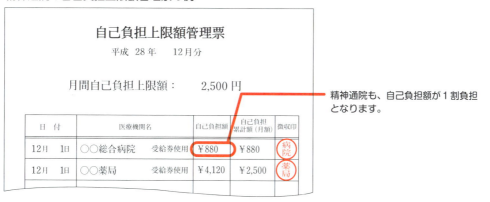

6. 指定難病の場合の自己負担上限額管理票

指定難病の公費を受けている場合、受給者証に収入区分が5段階あり、ア～オまで分かれています。70歳以上の人は4段階Ⅰ～Ⅳに分かれています。それによって、自己負担上限額が変わってきます。保険3割負担の人は2割負担で計算され、現行1割負担の人は1割のままで計算されます。

指定難病の自己負担上限額管理票の例

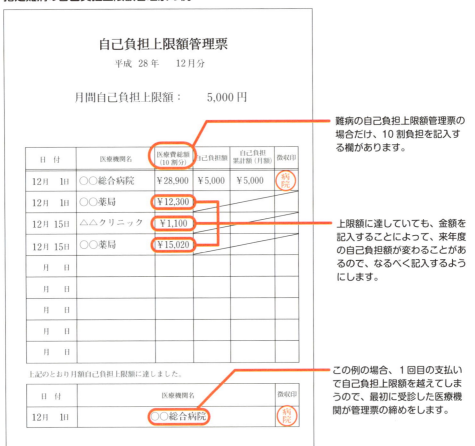

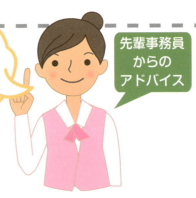

指定難病だけ、10割負担の記入欄があるから、そこは書き方をよく覚えておいてね。

先輩事務員からのアドバイス

7. 肝炎の場合の自己負担上限額管理票

　肝炎の公費を受ける場合、自己負担は3割負担（患者の割合負担による）となります。自己負担上限額は1万円か2万円のどちらか（収入による）になります。肝炎の公費は、肝炎の治療以外には使えません。

肝炎の自己負担上限額管理票の例

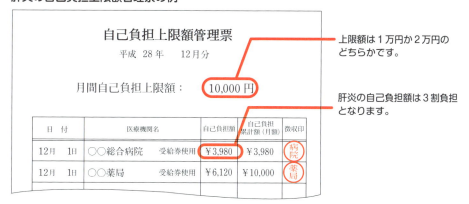

上限額は1万円か2万円のどちらかです。

肝炎の自己負担額は3割負担となります。

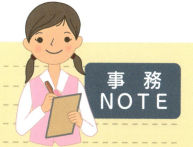

事務NOTE

自己負担上限額

　自己負担上限額は、毎月の上限額を意味するので、負担上限月額という表現を目にすることもある。2つは同じものなので、混乱しないこと。
　また、管理票の書き方は、公費の種類によって異なるので、それぞれの特徴と書き方を完全に覚えること。
　各公費の特徴としては、指定難病の場合だけ10割負担の記入欄がある、小児慢性の場合は子ども受給券との併用が多く、併用したことが分かるように記入すること、更生医療の場合は重度心身障害者受給券との併用も多いので書き方に気を付けること、などがある。

患者さんへのアドバイス

　保険証、受給者証、上限額管理票の3つをまとめて入れられるようなケースの見本を、100円ショップなどで購入して用意しておき、実際に見せて参考にしてもらう。実物だとまずい場合は、商品写真などを見せる方法も。

　➡ P 129　通院3点セットについて（配布用）も活用する。

生活保護を受けているの方の受診

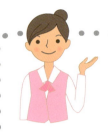

生活保護を受けている方は、必ず診療依頼書を持ってくる必要があります。初診時は特に、生活保護を受けているかどうかの確認の必要があるため、市役所等で診療依頼書を出してもらってから来院するよう説明しましょう。

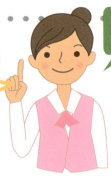

ここでのポイント

生活保護受給者は、医療機関を受診する前に、市役所等に相談するよう説明しましょう。

1. 生活保護の方からよく出る疑問

　生活保護を受けている方でよく見られるのは、「生活保護を受けているんですが」と口頭での説明だけで、受診に必要な診療依頼書（または医療券）を持ってきてくれないパターンです。
　病院側は、患者本人の口頭の申告だけでは、本当に生活保護を受けているかどうか確認できませんので、事前に役所に連絡するか、役所に出向いて診療依頼書を出してもらい、それを持参して来院する必要があるのです。

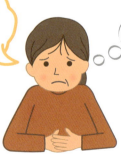

「生活保護を受けてます」と説明するだけではダメなの？

そうはいっても、何が必要か、どこでもらうかもわからないし…

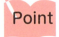 生活保護を管轄している市役所などにまずは相談するよう伝えましょう。相談すれば、**診療依頼書**をすぐに発行してもらえます。

生活保護の確認に必要な診療依頼書

　本来、生活保護の受給者が医療機関を受診する際には、「医療券」が必要です。この医療券は、本人申請と、医師申請の2種類の方法で発行されます。しかし、医療券の発行には時間がかかることが多いため、すぐに受診したいという方には、診療依頼書という書面を発行してもらうことになります。診療依頼書は、市役所などの窓口で申請すれば、すぐに出してもらえます。また、この診療依頼書を発行することで、役所側は生活保護受給者が医療機関を受診するということを認識し、医療券を発行して医療機関へと送付します。医療機関側は、診療依頼書によって来院した人が生活保護受給者であることを確認します。

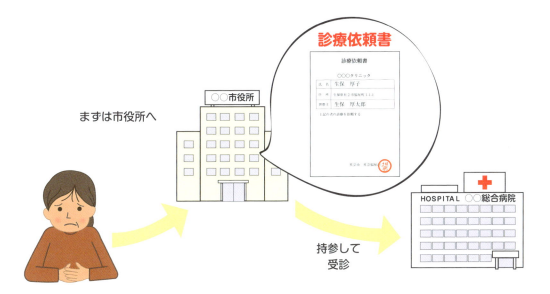

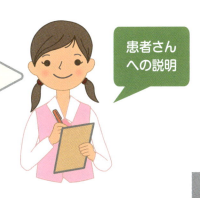

- 生活保護の方の場合は、まずは市役所等の窓口に相談してください。
- 市役所等の窓口で、医療機関を「受診したいので、"診療依頼書"を出して欲しい」と言えばすぐに発行してもらえます。
- この診療依頼書がないと、生活保護の方の受診に対する医療扶助が受けられません。
- 発行してもらった診療依頼書は、月に一度持参してください。
- 診療依頼書なしで受診した場合は、市役所等に受診したことを伝えてください。

2. 診療依頼書

　診療依頼書は、市役所側、病院側の両方で、生活保護受給者が医療機関を受診したことを把握するために必要で、かかる医療機関ごとに発行してもらいます（医療券も同様です）。

　そのため、生活保護を受けている患者本人による市役所窓口への届け出、連絡が必須です。

　同時に市役所側はすぐに医療機関を受けられるよう、その場で診療依頼書を発行し、その後、医療券を病院に送付します。

　医療券の発行にかかる時間や日数は、自治体等の規模や人員などによりバラつきがあり、一概にいえないため、受診には診療依頼書が必要です。

　市役所に届け出ずに、初診時に直接医療機関に来院してしまった生活保護受給の患者さんの場合、事務員から役所に問い合わせが必要になります。

診療依頼書の例

```
          診療依頼書
         ○○○クリニック
  氏 名  生保　厚子
  住 所  生保県社会市福祉町1-1-1
  世帯主  生保　厚太郎
  上記の者の診療を依頼する

              社会市　社会福祉課 ㊞
```

事務NOTE

診療依頼書と医療券

　医療機関としては、医療券を受け取るのが最も適切かつ余計な手間が省けるが、実際は生活保護受給者の受診では、診療依頼書を出してもらうことが多くなる。

　医療券には単独と併用があり、結核や健康保険証との併用をしている場合、併用の医療券が必要になるが、役所によっては間違って送ってくる場合もあるので注意。間違えて送られてきた場合は、役所に問い合わせること。

レセプト請求の締め日までに必要

　診療報酬明細書（レセプト）は、毎月の月末締めで、翌月の１０日までに各関係機関に提出する。そのためこの診療依頼書も、この日程に間に合うように提出してもらう必要がある。これに間に合わない場合、医療機関は請求ができないため、患者の自己負担が発生する場合もある。

毎月末、入力作業が発生

　生活保護の医療券が送られてくると、負担者番号、受給者番号が書かれており、事務で入力することになる。受給者番号は毎月変わるため、月末の入力作業は煩雑になりがち。

関連知識ガイド

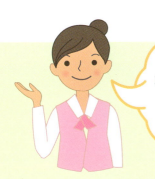

生活保護の受給に関連して、事務員が知っておくべき知識、しばしば取り扱うことのある書類等について解説します。

●生活保護の受給についての関連知識

①医療要否意見書

医療要否意見書というのは、生活保護受給者が医療機関で受診する際に、生活保護の実施機関（福祉事務所）が、病状の把握や治療の必要性の確認を目的として、主治医に意見を求めるための書類です。いわゆる医師の診断書のようなものにあたります。

これは6ヶ月ごとに書いてもらう必要があるため、慢性の疾患や継続的な治療が必要な場合には、年に2回作成します。

②検査依頼書と検診命令書

検査依頼書は、医療保険外の自費分（診断書など）の費用を立て替えてもらうための依頼書です。市区町村で上限額が決まっています。例えば5000円の診断書代が、検査依頼書を持ってくることで生活保護受給者に対して負担金は発生しなくなります。

予防接種の免除ができる依頼書もあります。社会福祉課もしくは社会福祉事務所に問い合わせれば、発券してもらえます。

検診命令書は、これから生活保護を受ける人の受給判定のために、健康状態を調べる目的で出されます。一部自己負担金が発生する場合でも、生活保護が認定されれば後から返金されます。

③給付意見書

通常の治療や受診などの医療機関にかかる費用のほかに、例えば、生活保護受給者が眼鏡や補聴器を作るときなどには、補装具費支給制度という制度を使い、給付意見書というものをもらうことができます。

生活保護受給者が、居住地域の生活保護担当員もしくは民生委員に「メガネが必要」と相談すると「医療費給付の申請」と眼鏡の「治療材料給付の申請」をし、申請手続きが終わると医療機関（眼科）で診察を受けるための「医療券」と、眼鏡を作るための「給付要否意見書」がもらえます。

眼鏡の場合、無料で作成できる金額の上限は、レンズの度数（近視度）で決まります。補装具費支給制度でどのようなものが支給されるかは、厚生労働省のホームページなどに詳しく載っています。

④通院証明書

通院証明書は、市役所などで発行している書式・書面に、病院側が記入して作成します。病院までの交通費が生活保護受給者に支給されます。

特定疾病療養受療証(マル長)

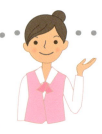

長期に渡って高額な医療費が必要となる疾病（特定疾病）については、保険者の認定を受けると交付される「特定疾病療養受療証」を保険医療機関等窓口へ提示すると、窓口負担が自己負担上限額までとなります。

「特定疾病療養受療証」の制度は厳密には公費ではありませんが、公費と同じように患者さんへの負担軽減となるものです。

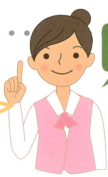

ここでのポイント

1. 特定疾病療養受療証とは

　以下の「対象となる特定疾病」の表に該当する、長期に渡って高額な医療費が必要となる疾病（特定疾病）について、医療機関にかかる前に「特定疾病療養受療証交付申請書」を申請しておくと、保険者の認定を受けて交付されるのが「特定疾病療養受療証」です。この特定疾病療養受療証と被保険者証を併せて保険医療機関など窓口へ提示することで、窓口での患者さんの負担は自己負担上限額までとなります。

対象となる特定疾病

疾　病	条件等
血友病	血漿分画製剤を投与している先天性血液凝固第Ⅷ因子障害または先天性血液凝固第Ⅸ因子障害
慢性腎不全	人工腎臓（人工透析）の実施が必要な慢性腎不全
後天性免疫不全症候群	抗ウイルス剤を投与している後天性免疫不全症候群（HIV感染を含み、厚生労働大臣の定める者に係るものに限る）

 上記の診断を受けた患者さんは、**特定疾病療養受療証**の交付を受けると、その医療費の窓口負担は自己負担上限額までとなる。

特定疾病療養受療証を提示した場合の自己負担

　特定疾病療養受療証が交付され、医療を受けた際に提示すると、月ごとの支払い上限額が設定されますので、患者さんの窓口での支払いは、その上限額までとなります。人工透析などの場合、毎回の治療費は・・・

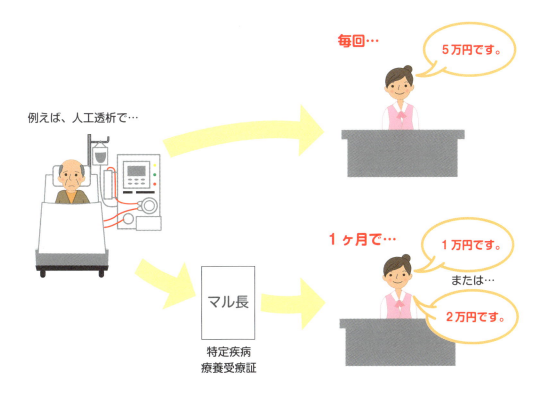

- 血友病、慢性腎不全、後天性免疫不全症候群の方で条件に当てはまる方に説明します。
- 上記のような診断を受けた患者さんは、次のページで説明する申請手続きに沿って、特定疾病療養受療証を申請してください。
- 特定疾病療養受療証を交付されると、長期に渡って高額な支払いが必要な医療に対して、1ヶ月の自己負担に上限額が定められます。
- 特定疾病療養受療証の期限がある方は、期限も確認しましょう。
- 保険者が変わったら速やかに特定疾病療養受療証の申請もしてください。

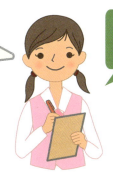

患者さんへの説明

2. 特定疾病療養受療証の申請書類

申請に必要な書類

特定疾病療養受療証の申請には、次のような書類が必要です。

本人（被保険者）申請	代理人申請
本人確認書類	代理人の本人確認書類
マイナンバー確認書類	被保険者本人のマイナンバー確認書類
医師による意見書（要否意見書）	医師による意見書（要否意見書）
各種医療保険証	代理権の確認書類（被保険者署名の委任状等）
	代理人の認印（スタンプ印不可）

※ 本人確認書類は、
- 顔写真付きの身分証明書
  マイナンバーカード、パスポート、運転免許証、身体障害者手帳、住基カードなど
  のうち1点か、
- その他の証明書
  公的保険の被保険者証、後期高齢者医療の納入通知書等の官公庁が発行した書類
  のうち2点が必要です。

※ マイナンバー確認書類とは、
マイナンバー個人番号カード、マイナンバー通知カード、マイナンバーが記載された
住民票の写しが該当します。

※ 国民健康保険等で「特定疾病療養受療証」の交付を受けていた方が、後期高齢者医療制度に加入
するときには再度申請が必要です。

  特定疾病療養受療証って、長くて言いにくいですね…。

 事務では、通称『マル長』と呼んでいるわね。これは、『長期に渡って高額な医療費が必要となる疾病』を特定疾病としているからよ。

マル長

長期に渡って高額な医療費が必要となる疾病を、特定疾病として、保険者の認定を受けると交付されるのが「特定疾病療養受療証」です。マル長の長は、この「長期」からとっているようです。事務員同士の会話ではマル長だけで通じますので、よく覚えておきましょう。

3. 特定疾病療養受療証の申請の基本的流れ

① 保険者から意見書を入手する

患者さん本人、または代理人が、意見書を入手します。国民健康保険の場合は、各市区町村の保険証発行窓口へ出向くか、ホームページからダウンロードします。職域保険の場合は、各会社・共済組合等に問い合わせて、郵送で送ってもらいます。

●国民健康保険の場合　　　　　●職域保険の場合

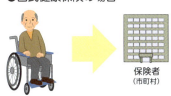
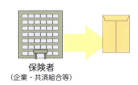

市区町村の保険証発行窓口でもらうか、ホームページでダウンロードする。　　各企業・共済組合等に問い合わせて、郵送で取り寄せる。

② 病院へ行く

患者さん本人、または代理人が、意見書を病院の窓口に提出します。後日、医師が記入した意見書を持ち帰ってもらいます。

まずは提出だけ…　　　　　　　後日受け取りだけ…

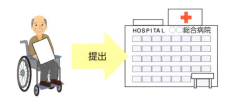
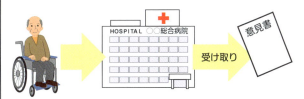

③ 保険者に必要書類を提出

患者さん本人、または代理人が、申請に必要な書類（左ページ参照）を提出します。国民健康保険の場合は、各市区町村の保険証発行窓口へ出向きます。職域保険の場合は、各会社・共済組合等へ郵送します。

●国民健康保険の場合　　　　　●職域保険の場合

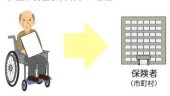
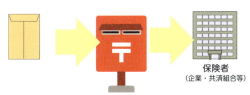

市区町村の保険証発行窓口へ出向いて提出します。　　各会社・共済組合等に郵送します。

4. 特定疾病療養受療証（マル長）の確認事項

以下は、特定疾病療養受療証を提示されたときに、事務員が必ず確認すべき点です。特に、特定疾病療養受療証と保険証とを相互に比較して、記号・番号と保険者番号が一致しているか、忘れずに確認しましょう。

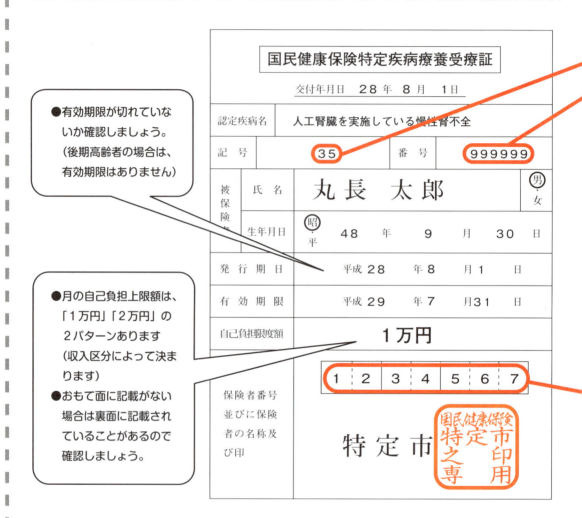

- ●有効期限が切れていないか確認しましょう。
（後期高齢者の場合は、有効期限はありません）

- ●月の自己負担上限額は、「1万円」「2万円」の2パターンあります（収入区分によって決まります）
- ●おもて面に記載がない場合は裏面に記載されていることがあるので確認しましょう。

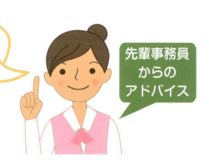

特定疾病療養受療証を提示してもらう際は、必ず保険証も一緒に提示してもらいます。そして、上記の内容をしっかりその場で確認しましょう。

先輩事務員からのアドバイス

3 公費説明の実務知識

保険証と特定疾病療養受療証の記号・番号が一致しているか確認しましょう。

●有効期限が切れていないか確認しましょう。

●特定疾病療養受療証の適用は、病院ごと、入院ごと、外来ごと、薬局ごとで、それぞれ合算せずに行います。つまり、上限額1万円の場合、各病院の入院で1万円、外来で1万円、薬局で1万円に達するまで支払いが必要です。

●医療機関ごとに提示が必要なので、他院で入院して人工透析を受ける場合にも、保険証と特定疾病療養受療証は必要となります。

●長期の旅行などで他の医療機関で外来透析を受ける場合にも必要です。

```
健康保険        本人（被保険者）
被保険者証      有効期限   平成 29 年 7 月 31 日
                記号 35    番号 999999

氏名       丸長 太郎
生年月日    昭和 48 年 9 月 30 日
住所       特定県 特定市 特定町 1 丁目 1 番地 1 号

資格取得年月日  平成 20 年 1 月 1 日
交付年月日    平成 28 年 8 月 1 日
保険者番号    1234567                  印
保険者名称    特定市
```

保険証と特定疾病療養受療証の保険者番号が一致しているか確認しましょう。

特定疾病療養受療証（マル長）の適用上の注意

同一医療機関で、月に1度でも適用していた場合は、疾病の種類に関係なく、どの受診科でも特定疾病療養受療証を適用します。

例①
1日目　透析（マル長適用）
2日目　皮膚科（マル長適用）　　※以降はどの受診科でも適用

例②
1日目　皮膚科（マル長不適用）　※2日目で適用した場合、1日目
2日目　透析（マル長適用）　　　も適用となるため、遡って適用

5. 特定疾病療養受療証と受給券の併用

　透析の患者さんの場合、保険証と特定疾病療養受療証と受給券（各市町村発行）の3つを持っているケースがあります。その場合、特定疾病療養受療証だけなら患者さんの窓口での支払い額は1万円か2万円のどちらか（特定疾病療養受療証に記載された額）になります。受給券によって患者さんの負担額が違いますが、無料もしくは少額の場合は普通に保険算定をして、特定疾病療養受療証の上限（1万円か2万円）に達したら、それ以降の支払いは必要なくなります。

　例えば75歳以上の1割負担の患者さんで、300円の受給券を持っている場合、1回の透析代が3500円だったら、その日は受給券の負担額300円となります。そして毎回の金額を足していき、1万円（または2万円）になった時点で、受給券の負担金、つまり患者さんの窓口での支払いはなくなります。

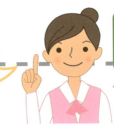

受給券と特定疾病療養受療証の併用は、医療事務の現場でも、一番間違えやすい処理の一つです。例を挙げて詳しく見てみましょう。

先輩事務員からのアドバイス

特定疾病療養受療証と受給券との併用の注意点

　自己負担限度額は、透析にかかる医療費のうち、患者さんの負担（1割～3割負担）を加算していって、その額（1万円または2万円）を越えた時点で以降の支払いがなくなることになります。

　実際の窓口での支払いは、1割～3割負担ではなく、受給券を持っている方の場合は受給券の支払い額（自治体等によって異なります）になります。

特定疾病療養受療証
自己負担上限額：1万円

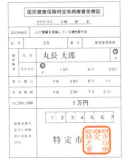

受給券
（支払い額：300円）

保険証：1割負担か3割負担

この3つを持ってくる患者さんの場合、窓口支払い額は300円。そして、負担額は1割～3割。透析等でかかった医療費の負担額を加算していき、自己負担上限額に達したら、以降はその月内での透析は無料となる。

　以下では、特定疾病療養受療証と受給券を併用する患者さんの支払い額について、非常にわかりにくい点を患者Aさん、患者Bさんの例で見てみましょう。

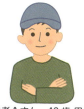

患者Aさん　43歳 男性

● 特定疾病療養受療証の自己負担上限額：1万円
● 受給券　窓口支払い額：300円
● 保険証：3割負担

　Aさんのように3割負担の患者さんは、1回の透析代が1万円を越えることがよくあります。仮に透析代が10割負担で1回35000円だったとします。Aさんは3割負担なので、1回で 10500円 かかり、特定疾病療養受療証の自己負担上限額の1万円を1回の透析で越えてしまいます。よって、窓口では受給券の支払い額の300円をこの1回目に支払い、次回以降その月内の窓口負担は0円になります。

人工透析
　1回目　3割負担　10500円
　　　　　　　→ 300円（窓口負担）
　2回目　3割負担　10500円
　　　　　　　→ 0円（窓口負担）
　※以降は窓口負担は月内0円

患者Bさん　73歳 男性

● 特定疾病療養受療証の自己負担上限額：1万円
● 受給券　窓口支払い額：300円
● 保険証：1割負担

　Bさんは1割負担の患者さんです。1割負担の患者さんは、1回の透析代が 3500円 だった場合、特定疾病療養受療証の自己負担上限額1万円を越えるまでに3回の透析が必要となります。受給券で窓口での負担額は300円になりますが、3回は支払う必要があるので、合計900円となります。すると、3割負担のAさんより、1割負担のBさんの方が実質的には多く支払うことになります。

人工透析
　1回目　1割負担　3500円
　　　　　　　→ 300円（窓口負担）
　2回目　1割負担　累計7000円
　　　　　　　→ 300円（窓口負担）
　3回目　1割負担　累計10500円
　　　　　　　→ 300円（窓口負担）

　3割負担の患者さんの方が、1割負担の患者さんより安く済むというのはおかしな気がしますが、そのような仕組みであることを理解し、患者さんからの質問にも答えられるようにしましょう。

memo

公費利用の実際
～申請の流れとケーススタディ～

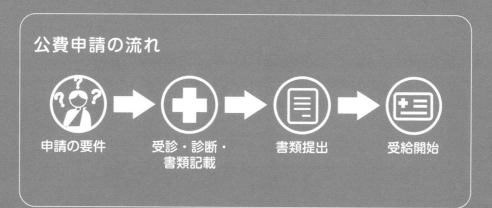

患者さんが公費の制度を利用する場合に、申請から受給開始までどういう流れになるのかや、典型的トラブルや解決方法を確認できます。

指定難病の公費申請の基本的な流れ

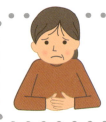

ケース
Aさん（48歳）は、発熱、全身の倦怠感、食欲不振が続いたため、病院で診察してもらったところ、全身性エリテマトーデスと診断され、医師から指定難病の公費申請を勧められました。

1. 指定難病の公費申請要件

　発症の原因が不明で、治療法等も確立されていない病気については「難病」として指定されています。難病はその治療法を確立するための研究や、患者さんの医療費の負担軽減を目的として、難病法で助成が行われます。現在、306の対象疾患が指定されています。
　指定難病の公費を受けるには、
● **別表（P112～121参照）に掲げる指定難病にかかっている者**
であることが必要です。

【よくある質問】

Q 難病と診断されたら、診断された日からすぐ公費が受けられるんですか？

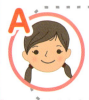

A 診断を受けた日から公費が受けられるわけではありません。公費の申請をした日から適用となります。ただし、実際に受給者証と自己負担上限額管理票が届くのは2～3ヶ月後です。

2. 医療機関の受診

医師から指定難病と診断を受ける

　病院で医師の診察を受け、P112～121の一覧にある指定難病であると診断された場合、公費申請ができます。その場合は、次のように患者さん本人、または代理人が、必要な書類を入手する必要があります。

3. 書類の入手

　患者さんは、指定難病の診断が出た時点で、本人、または代理人の方が保健所に出向くか、あるいは保健所のホームページから「臨床調査個人票（診断書）」と「特定医療費（指定難病）支給認定申請書」を入手する必要があります。また、臨床調査個人票には新規と更新の２種類の書類があるので注意しましょう。

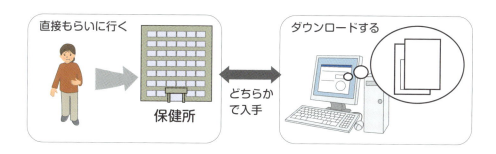

4. 病院に書類の記載を依頼する

　上記の書類を持って、病院の受付窓口に提出して記載を依頼します。医師は、「臨床調査個人票（診断書）」に必要事項を記入します。「特定医療費（指定難病）支給認定申請書」は、患者さん自身で記入します。
　記入した書類は患者さんに渡して、保健所に提出してもらいます。

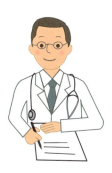

【よくある質問】

Q　書類を保健所からもらってきたけど、自分で書いて出してしまっていいんでしょうか？　どうすればいいの？

A　患者さん本人が記載するものと、医師が記載するもので分かれています。医師の記載が必要な「臨床調査個人票」は病院に提出してください。

4　公費利用の実際　〜申請の流れとケーススタディ〜

5. 書類の提出

患者さん本人か、または代理人の方が保健所に出向いて、病院で書いてもらった「臨床調査個人票（診断書）」と「特定医療費（指定難病）支給認定申請書」を保健所に提出します。

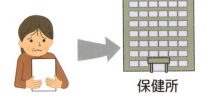

【よくある質問】

提出する書類はたった2種類でいいの？

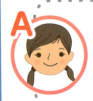

2つの書類と、マイナンバーの番号確認と、本人確認ができるもの（免許証、パスポート、身体障害者手帳等）が必要となります。新規の方は必要書類も多くなるので、保健所等で確認をお願いします。

6. 受給

ここまでの手続きを終えると、保健所から患者さんのご自宅へ「受給者証」と「自己負担上限額管理票」が送付されてきます。治療のために来院する際は、これらを必ず持参してもらう必要があります。

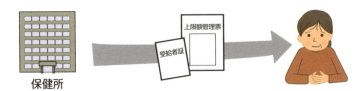

更生医療の公費申請の基本的な流れ

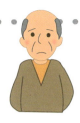

ケース
Bさん（73歳）は、両足に麻痺があり、すでに身体障害者手帳を交付されています。めまいがして病院を受診したところ、平衡機能障害と診断され、更生医療の公費申請を勧められました。

1. 更生医療の申請要件

更生医療によって助成を受けるには、「身体障害者」であること、すなわち
- **以下の表に掲げる身体上の障害がある18歳以上の者であって**
- **都道府県知事から身体障害者手帳の交付を受けた者**

であることが必要です。（同法4条）

対象疾患
視覚・聴覚・平衡機能障害、肢体不自由、心臓機能障害（心臓移植後の抗免疫療法のみ）、腎臓機能障害、小腸機能障害、肝臓機能障害（肝臓移植後の抗免疫療法のみ）、HIV、人工透析など。

※更生医療の詳細については、P124参照

2. 障害者福祉課・福祉事務所等への相談

市区町村の障害者福祉課窓口または福祉事務所への相談

更生医療の申請は、患者さんに各市区町村の障害者福祉課の窓口か、福祉事務所に出向いて、申請書類を入手してもらいます。また、その際に「自立支援医療費（更生医療）支給認定申請書」と「自立支援医療（更生医療）意見書」という書面を入手してもらい、病院に来た際に提出してもらいます。

入手してもらう申請書類
- **自立支援医療費（更生医療）支給認定申請書**
- **自立支援医療（更生医療）意見書（概略書・見積り明細書など）**

3. 病院へ書類の記載を依頼する

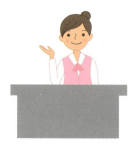

　「自立支援医療（更生医療）意見書」を持って来院してもらい、書類を事務に提出してもらいます。医師が必要な事項を記載したら、患者さんに渡します。

　患者さんは次に、それを市区町村の障害者福祉課窓口か福祉事務所に提出しますが、病院によっては、病院側から市区町村の障害者福祉課窓口か福祉事務所に郵送することもあります。

　「自立支援医療費（更生医療）支給認定申請書」は、病院ではなく、本人か代理人の方が記載して提出します。

4. 書類の提出

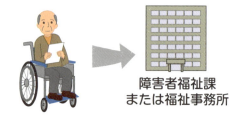

　患者さん本人か、または代理人の方が、病院で書いてもらった書類を含め、下記の書類全てを準備して、市区町村の障害者福祉課または福祉事務所に提出し、更生医療の申請を行います。

提出してもらう申請書類
- **自立支援医療費（更生医療）支給認定申請書**
- **自立支援医療（更生医療）意見書（概略書・見積り明細書等）**
- **身体障害者手帳の写し**
- **医療保険の加入関係を示す書類（受診者及び受診者と同一の「世帯」に属する方の名前が記載されている医療保険被保険者証等の写し）**
- **「世帯」の所得状況等が確認できる書類（市区町村民税課税・非課税証明書等）**
- **特定疾病療養受療証の写し（腎臓機能障害に対する人工透析療法の場合）**

5. 受給

　ここまでの手続きを終えると、市区町村の障害福祉課または福祉事務所から患者さんのご自宅へ「受給者証」と「自己負担上限額管理票」が送付されてきます。治療のために来院する際は、これらを必ず持参してもらう必要があります。

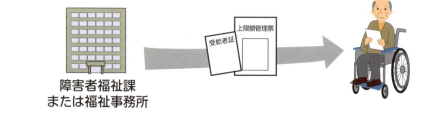

小児慢性の公費申請の基本的な流れ

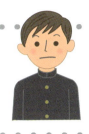

ケース
C君（16歳）は、体重減少やのどの乾き、水分摂取が増えて頻尿になりました。学校の尿検査で糖が出て精密検査した結果、1型糖尿病と診断され、医師から小児慢性の公費申請を勧められました。

1. 小児慢性の公費申請要件

　小児慢性特定疾病で助成を受けるには、定められた慢性疾病にかかっている20歳未満の者である必要があります。
● **慢性疾病にかかっている20歳未満の者**
であることが必要です。

【よくある質問】

Q 自分で調べてみたら、私の病気は小児慢性疾病のようなんですけど、公費が出るんでしょうか？

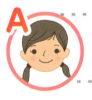
A ご自身の判断では小児慢性の公費は受けられません。まずは、医療機関を受診して、医師に診断してもらいましょう。

2. 医療機関の受診

医師から小児慢性疾病と診断を受ける
　病院で医師の診察を受け、小児慢性疾病と診断された場合、患者さんが20歳未満であれば、公費申請ができます。その場合は、次のように患者さん本人、または代理人が、必要な書類を入手する必要があります。

3. 書類の入手

　患者さん本人、または代理人の方が保健所に出向くか、あるいは保健所のホームページから下記書類・書式などを入手する必要があります。必要な書類の数が非常に多く、また自治体ごとの助成制度によっても、必要な書類が異なることもあるので、実際の申請に際しては居住する地域の自治体や保健所のホームページでの確認や、電話による問い合わせが必要です。

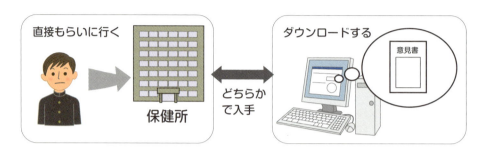

申請に必要な書類一覧
小児慢性特定疾病医療受給者証交付申請書
ぜんそく等小児指定疾病医療費助成認定証交付申請書
疾病ごとの医療意見書（小児慢性特定疾病情報センターよりダウンロード可）
マイナンバーカード（自治体による）
医療意見書の研究利用についての同意書
市民税の所得割額を証明する書類（市県民税所得証明書、市県民税決定（変更）通知書と明細書の写しなど）
住民票（世帯構成が確認でき、続柄入りのもの）
健康保険証の写し（①、②どちらか）　①国民健康保険の加入者は世帯全員の写し　②国民健康保険以外の方は、患者と被保険者（被用者本人）の写し
高額療養費適用区分の保険者への照会についての同意書

該当者のみ提出が必要な書類一覧
重症患者認定申請書（身体障害者手帳の写し、障害年金証書の写し、診断書などもあれば添付）
成長ホルモン治療用意見書（初回・継続）
人工呼吸器等装着者であることを証明する書類
療育指導連絡票
世帯内に他に指定難病、小児慢性特定疾病、ぜんそく等小児指定疾病の受給者がいる場合、受給者証の写し

4.病院に書類の記載を依頼する

　疾病ごとの医療意見書を、病院の受付窓口に提出して記載を依頼します。

　その際、患者さんが記入する項目（出生体重と出産月例）があるので注意してください。

　医師は、患者さんのカルテを元に要否意見書に必要事項を記入します。記入した要否意見書は患者さんに渡して、保健所に提出してもらいます。

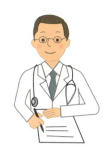

5.書類の提出

　患者さん本人か、または代理人の方が保健所に出向いて、病院で書いてもらった医療意見書やその他の書類を保健所に提出してもらいます。

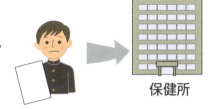
保健所

【よくある質問】

Q 書類の提出は未成年でもできますか？身分証などを持っていく必要はあるんでしょうか？

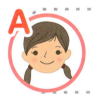
A 18歳未満の方でも申請は可能です。ただ、書類や提出物の不備等を防ぐためにもなるべく保護者の方に行ってもらいましょう。

6.受給

　ここまでの手続きを終えると、保健所から患者さんのご自宅へ「受給者証」と「自己負担上限額管理票」が送付されてきます。治療のために来院する際は、これらを必ず持参してもらう必要があります。

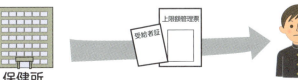

保健所

精神通院医療の公費申請の基本的な流れ

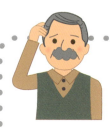

ケース
Dさん（65歳）は、うつ状態になり、精神科を受診しました。その結果、うつ病と診断され、公費申請を勧められました。

1. 精神通院医療の公費申請要件

精神通院医療は、精神障害者等の社会復帰や自立支援を行う制度で、
● 別表（P122〜123）に掲げる、公費医療の範囲となる精神障害一覧に該当すると診断された方が申請できます。

【よくある質問】

Q 精神通院医療の公費を申請すると何か得するんですか？

A 精神治療は長期に渡るものも多く、就業不能になったりして経済的にも負担が大きくなりますので、公費を申請することで、自己負担上限額が設けられ、負担の軽減になります。

2. 医療機関の受診

医師から精神通院（自立支援医療制度）と診断を受ける

病院で医師の診察を受け、P122〜123の一覧にある精神障害・精神状態であると診断された場合、公費申請ができます。申請には、医師に「自立支援医療診断書（精神通院）」を書いてもらわなければならないので、書類を入手する必要があります。

3. 書類の入手

患者さんは、精神通院の診断が出た時点で、本人、または代理人の方が各市区町村の社会福祉課に出向くか、あるいは各市区町村のホームページから「自立支援医療（精神通院）用診断書」と「自立支援医療（精神通院）申請書」を入手する必要があります。

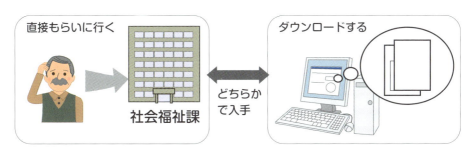

4. 病院に書類の記載を依頼する

上記の書類を持って、病院の受付窓口に提出して記載を依頼します。医師が、「自立支援医療（精神通院）用診断書」に必要事項を記入します。記入した書類は患者さんに渡します。

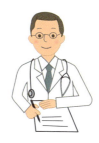

5. 書類の提出

患者さん本人か、または代理人の方が各市区町村の社会福祉課か福祉事務所に出向いて、病院で記載してもらった「自立支援医療（精神通院）用診断書」と自分で記入した「自立支援医療（精神通院）申請書」を提出します。

その他、必要な書類は下記の表のようになります。提出時に指定病院、指定薬局を決めます。

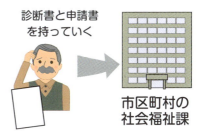

申請に必要な書類一覧
自立支援医療（精神通院）用診断書
自立支援医療（精神通院）申請書
同一の「世帯」に属する者全員の被保険者証等
受診者の属する「世帯」の所得の状況等が確認できる資料

6. 受給

ここまでの手続きを終えると、各市町村から患者さんのご自宅へ「受給者証」と「自己負担上限額管理票」が送付されてきます。治療のために来院する際は、これらを必ず持参してもらう必要があります。

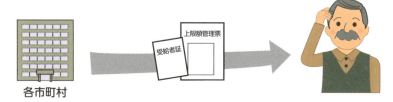

【よくある質問】

Q 精神通院の公費はどこの病院や薬局でも、どの病気にでも使えるの？

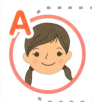
A 公費は、指定された病院、薬局でしか使用できません。また、精神医療に関係ないものは、通常の保険証のみでの請求になります。

関連知識ガイド

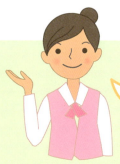

精神通院医療の公費には、精神疾患だけでなく、てんかんも対象に含まれています。

●てんかんの公費（精神通院医療）

　精神通院医療の公費というと、いわゆる精神疾患のみにしか給付されないように思いますが、てんかんに対しても同じ公費が適用されます（日本の福祉制度上の分類では、てんかんは精神疾患に分類されていますが、あくまで制度上の分類です）。

　てんかんと診断された場合、一部の例外を除いて、障害抗てんかん薬を服用していくことになり、これも精神疾患の多くと同様、長期間に渡る治療なだけに、医療費の負担は大きくなりがちです。よって、同じように公費の給付による負担軽減が受けられます。

肝炎の公費申請の基本的な流れ

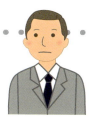

ケース
Eさん（35）は、人間ドックの血液検査で、数値に異常があったのでオプション検査で肝炎の有無を調べたところ、C型肝炎陽性という結果が出て、医師から肝炎の公費申請を勧められました。

1. 肝炎の公費申請要件

肝炎の治療で助成を受けるには、以下の要件を満たしている必要があります。
- B型・C型ウイルス性肝炎と診断され、保険適用となっている抗ウイルス治療（インターフェロン治療、インターフェロンフリー治療および核酸アナログ製剤治療等）を実施している方、または実施予定の方（再治療および感染経路は問わない。）
- 認定基準を満たしている方（医師が判断します）
- 癌を発症していない方（上記認定基準に含まれます）
- 国民健康保険等の各種医療保険に加入している方

であることが必要です。

【よくある質問】

Q 肝がんがあるのですが、適用できますか？

A 肝がんの方は、肝炎の公費の適用になりません。

2. 医療機関の受診

検査によって肝炎と診断を受ける

　病院で血液検査等をしたり健康診断を受診した際に、肝炎の疑いが出たり、精密検査を勧められて肝炎が陽性と出ることがあります。医師は肝炎公費取得可能と判断した場合、患者さんに公費の取得について説明します。

3. 書類の入手

　患者さん本人、または代理人の方が以下の書類を準備する必要があります。「肝炎治療受給者証交付申請書」と「肝炎治療受給者証の交付申請に係る診断書」は、保健所または各自治体の窓口、あるいはホームページなどからダウンロードできます。「被保険者証等の写し」は、保険者から交付されている、患者さん本人の氏名が記載された保険証のコピーをとります。「住民票謄本」は、患者さんの属する世帯の全員が記載された住民票の写し、「課税証明書（または非課税証明書）」は、世帯全員の市町村民税課税(所得割)年額を証明する書類です。

　「住民票謄本」と「課税証明書（または非課税証明書）」は、市役所や各サービスセンターの窓口でもらうことができます。

申請に必要な書類一覧	入手方法・入手場所
肝炎治療受給者証交付申請書	保健所または各自治体窓口あるいはそのホームページからダウンロードし、プリントアウトする。
肝炎治療受給者証の交付申請に係る診断書	
被保険者証等の写し	患者さん本人の氏名が記載された、有効期限の切れていない保険証をコピーする。
住民票謄本	市役所や各サービスセンターの窓口で取得する。
課税証明書（または非課税証明書）	

※患者さんが小・中学生の場合は、「課税証明書（または非課税証明書）」は不要です。

4. 病院に書類の記載を依頼する

　上記のうち「肝炎治療受給者証の交付申請に係る診断書」を、病院の受付窓口に提出して記載を依頼します。医師は、患者さんのカルテを元に必要事項を記入します。記入した診断書は患者さんから保健所に提出してもらいます。

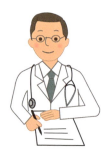

5. 書類の提出

患者さん本人か、または代理人の方が保健所に出向いて、上記の3.で取得した書類一式を提出し、公費の申請を行います。

提出された書類は都道府県の設置する審査会で審査されます。

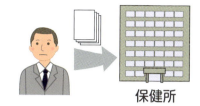

【よくある質問】

Q 申請が認定されるまでどれくらいかかるんでしょうか？

A 大体、1～2ヶ月くらいの場合が多いと思いますが、各市町村によって違いますので、問い合わせてみてください。

6. 受給

ここまでの手続きを終えると、保健所から患者さんのご自宅へ「受給者証」と「自己負担上限額管理票」が送付されてきます。治療のために来院する際は、これらを必ず持参してもらう必要があります。

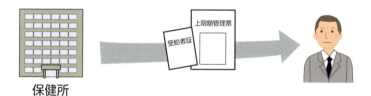

ケーススタディ1
上限額管理票に指定病院以外の記載があった場合

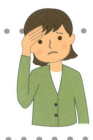

ケース
Fさん（35歳）は、移植医療で更生医療の公費を受けています。指定病院は、A病院、指定薬局はB薬局です。

問題・トラブル例

A病院で働く事務員は、Fさんの自己負担上限額管理票を確認した際に、指定病院、指定薬局以外の記載があることに気付きました。Fさんに事情を聞いたところ、先週風邪をひいたときに、C病院とD薬局に行ったことがわかりました。

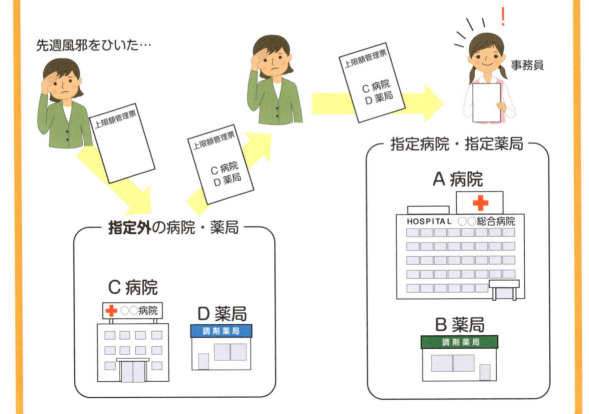

100

原因

　Fさんは普段は、本来の指定病院であるA病院で治療を受け、指定薬局のB薬局でお薬をもらっていました。しかし、風邪をひいたときに、近所のC病院で診察をしてもらい、D薬局でお薬をもらいました。ここまでは問題ないのですが、更生医療に指定病院と指定薬局があるということを、よく理解していなかったFさんは、C病院とD薬局に受給者証と上限額管理票を提出してしまいました。そして、C病院とD薬局も、更生医療のことをよく理解していなかったため、上限額管理票にその日の治療ぶんの金額を記載してしまいました。

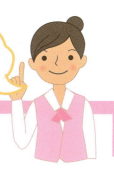

指定病院、指定薬局の区別を知らない事務員もいるので気を付けて。

解決方法

　A病院の事務員からC病院とD薬局に連絡をして、先日Fさんが来院したことを確認し、更生医療の使用についても確認します。そして、先方の事務員に更生医療について以下の説明をしました。
・更生医療の場合、指定病院、指定薬局以外では使用できない
・上限額管理票にも金額の記載はできない

　Fさんは、本来3割負担ですが、C病院とD薬局で更生医療が適用されているため、1割負担での支払いになっていました。その適用は無効になるので、後日、Fさんから3割負担ぶんの残りの金額の徴収をお願いしました。そして上限額管理票の記載は、こちらで削除させていただきます、と伝えました。

　Fさんにも更生医療の適用について、以下の説明をしました。
・更生医療の場合、指定病院、指定薬局以外では使用できない
・上限額管理票と受給者証は、指定病院、指定薬局以外には提出しないこと

　さらに、Fさんには、C病院とD薬局では更生医療が適用されないので、1割負担で計算されていたぶんが、3割負担に変更になるので、追加の請求があることを説明し、支払いに行くよう伝えました。

ケーススタディ2
上限額管理票に金額の記載がなかった場合

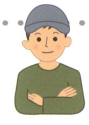

ケース
Gさん（28歳）は、特発性拡張型心筋症と診断され指定難病の公費を受けています。指定難病と共に、重度心身障害者受給券も持っています。指定病院は、A病院とB病院、指定薬局はC薬局です。

問題・トラブル例

　A病院で働く事務員は、Gさんの自己負担上限額管理票を確認した際に、A病院の前にかかったB病院とC薬局の上限額管理票の記載間違いに気付きました。
　Gさんは、重度心身障害者受給券の自己負担金がない方で、B病院でもC薬局でも、上限額管理票に0円と書かれていました。

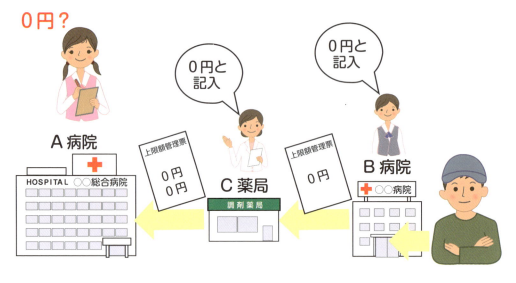

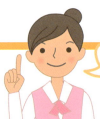

原因

　Gさんは、B病院で診察を受けているのに0円と記載されてしまいました。重度心身障害受給券と指定難病の公費を受けている患者さんの場合、まず指定難病の公費が優先的に適用され、残りの負担額に受給券が反映されます。よって、窓口負担額は0円ですが、公費の適用額は記入しなければなりません。B病院とC薬局では、このことを知らなかったため、窓口負担額の0円を記載していました。

解決方法

　A病院の事務員からB病院とC薬局に連絡をして、先日Gさんが来院したことを確認し、指定難病の公費の使用についても確認します。そして、先方の事務員に指定難病の公費について以下の説明をしました。

・受給券と公費の併用の場合、公費が優先的に適用される
・窓口支払いは受給券で0円になるが、上限額管理票には指定難病の公費の額を記入する

その他の公費について

　重度心身障害者受給券や子ども受給券と、公費を併用する患者さんで、窓口負担0円の場合、たびたびこういう間違いが発生する。特に、薬局での記載漏れが多いので、薬局への問い合わせもたびたび必要になる。

　ここでは、指定難病の場合を紹介したが、更生医療や小児慢性などの公費でも、同様の問題があり得る。問い合わせのときに、相手先が病院の事務員や薬局の事務員でも、公費のルールを理解していないこともあるので、説明できるようにしておこう。

事務NOTE

ケーススタディ3
新規に難病認定された方の受給開始日

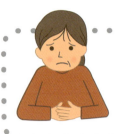

ケース
Hさん（48歳）は、全身性エリテマトーデスと診断され指定難病の公費を受けることになりました。初めて公費申請をするので、わからないことがある、と病院の受付窓口にやってきました。

問題・トラブル例

　A病院の事務員のところへ、Hさんが来て次のような質問がありました。
　「指定難病の受給者証の開始日をよく見てみると、送られてきた日より3ヶ月も前から、公費の受給が始まっているが、これは何か医療費に関係がありますか」
　Hさんが受診に来たのは9月10日で、受給者証の開始日は6月1日になっていました。受給者証が到着したのは9月3日で、申請から約3ヶ月経っていました。

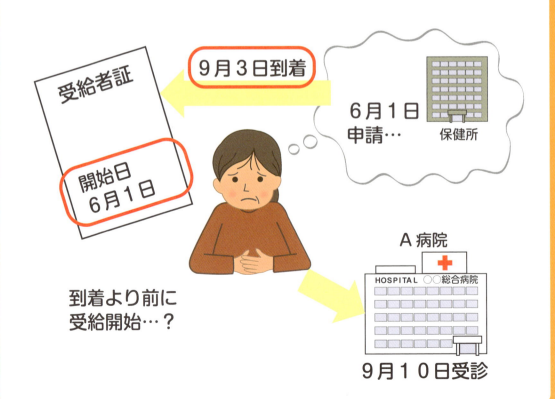

原因

　Ｈさんは、新規の難病の申請を６月１日に行っていましたが、申請が降りるまで審査に時間がかかり、受給者証と上限額管理票が自宅に送られてきたのが、３ヶ月後の９月になってしまいました。

　人口の多い市区町村などでは、申請者の数も非常に多いため、申請してから審査まで非常に時間がかかることがあります。Ｈさんの場合、６月１日に提出していますが、順番待ちになった場合は、実際に審査されるのは７月や８月になることもあります。この例では、申請された日である６月１日に遡って開始されています。

　このように、記載されている開始日より後に審査が行われていることもあるため、患者さんからは、なぜこれほど期間が開いているのかと疑問が出ることもあります。

解決方法

　Ａ病院の事務員は、Ｈさんに次のように説明しました。

・開始日までにかかった医療費の償還払いができる
・受給者証と上限額管理票が送られてきたときに、償還払いの用紙も一緒に送られてきていなかったか確認して欲しい
・もし償還払いの用紙がなければ、保健所に行けばもらえる
・償還払いの用紙とその間にかかった医療費の領収証の原本（領収証をなくしてしまい医療機関で領収証に代わる書類を書いてもらったとしても、受け付けられない）と受給券を持って、病院の文書の窓口に渡してもらう
・同様に薬局でも償還払いができるので、薬局にも同じように書類を提出すること
・病院や薬局で書いてもらった償還払いの書類を後日保健所に申請に行ってもらう

　病院の文書窓口では、Ｈさんから償還払いの用紙と、医療費の領収証の原本、受給券を預かります。その場で受給券のコピーを取り、本人に返します。償還払いの書類は、後日取りに来てもらいます（領収証の原本もその時一緒にお返しします）。書類ができる時期は、病院によって違います。

　Ｈさんは病院に行き、でき上がった書類を受け取って、保健所に提出します。

ケーススタディ4
特定疾病療養受療証と受給券の併用の問題

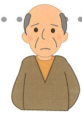

ケース
Iさん（73歳）は、人工透析を行っていて、特定疾病療養受療証と、重度心身障害者受給券を持っています。保険証は1割負担です。重度心身障害者受給券の窓口負担は200円の方です。

問題・トラブル例

Iさんから、事務員にこんな質問がありました。
「同じ透析患者で、私より若くて3割負担のG君は、1ヶ月の透析代が200円といっていたけど、なんで1割負担の私が600円なんだ？」

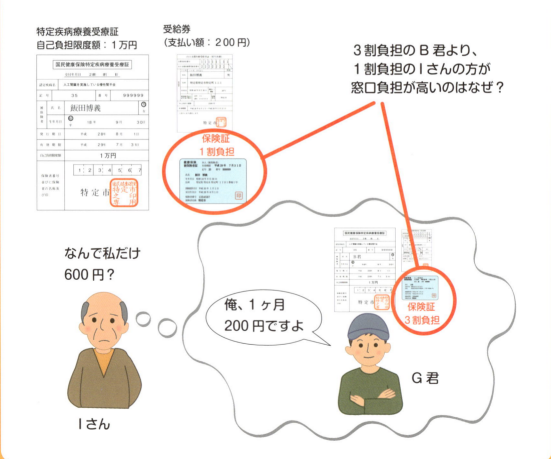

原因

　Iさんは、重度心身障害者受給券の自己負担のある方で、保険証が1割負担、人工透析を行っている患者さんです。
　特定疾病療養受療証に記載された自己負担上限額は、透析にかかる医療費のうち、患者さんの負担（1割負担～3割負担）を加算していって、その額（1万円または2万円）を越えた時点で以降の支払いがなくなることになります。
　実際の窓口での支払いは、1割負担～3割負担ではなく、受給者証を持っている方の場合は受給者証の支払い額（自治体等によって異なります）になります。
　一方、Iさんのいう若い人は、保険証が3割負担の方なので、一回の透析で自己負担上限額に達してしまい、最初の自己負担金200円の支払いのみとなります。
　※P83で同様のケースについてより詳しく解説しています。

解決方法

次の内容を説明します。
- ご高齢の1割負担の患者さんは、1回の透析代の算定が特定疾病療養受療証の自己負担上限額に達しないので、支払い回数が多くなるということ
- 若くて3割負担の患者さんの場合、1回の算定で自己負担上限額に達してしまうことがあるので、支払い回数が少なくなる

※言葉だけではなかなか伝わらないので、P128「特定疾病療養受療証（マル長）の説明（配布用）」を患者さんに見せながら説明するとよいでしょう。

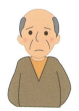

Iさん　73歳 男性
- 特定疾病療養受療証の自己負担上限額：1万円
- 受給券　窓口支払い額：200円／回
- 保険証：1割負担

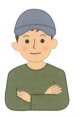

G君　28歳 男性
- 特定疾病療養受療証の自己負担上限額：1万円
- 受給券　窓口支払い額：200円／回
- 保険証：3割負担

ケーススタディ5
指定医の存在を知らなかった場合

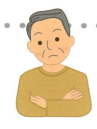

ケース
Jさん（50歳）は、筋萎縮性側索硬化症の病名で、指定難病を受けています。診断を受けたのは大きな総合病院で、指定難病を申請する際もその病院で書類の記載をしてもらっていました。

問題・トラブル例

　Jさんは年に2回検査入院のため、○○総合病院には行っていますが、ふだんは近所のかかりつけ医で投薬などをしてもらっています。指定難病の更新の時期が近づき、臨床個人調査票を書いてもらおうと、いつものかかりつけ医に依頼したところ、そこの病院の先生は書類を書くための指定医の資格を持っていないことがわかりました。

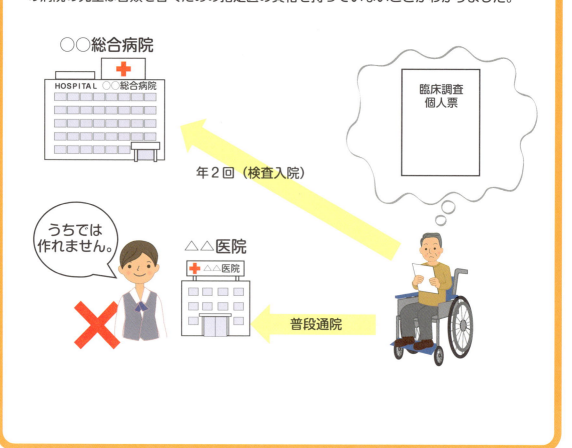

原因

　指定難病の診断は〇〇総合病院でしてもらい、公費の申請書類を書いてもらったのもその病院でしたが、普段診察や投薬などをしてくれるかかりつけ医でも、臨床調査個人票を書いてもらえると思い、依頼してしまいました。
　このように、診察や投薬ができるからといって、指定医の資格を持っているとは限らない、ということをほとんどの患者さんは知りません。

解決方法

　患者さんには、次のことを説明します。
　近所のかかりつけ医などで、ふだんから様子を診てもらうことの多い患者さんは、面倒ではありますが、指定医のいる病院で書類を記載してもらう必要があります。
　Jさんの場合は、年に2回検査入院していますが、ふだんかかりつけ医にしか診てもらっていない方の場合、申請時期の前に指定医のいる病院で診察が必要な場合があるため、必要に応じて病院に問い合わせをしてください。

事務NOTE

指定医について
　指定医とは以下の(1)および(2)の要件を満たした上で、(3)または(4)のどちらかの要件を満たすこと。

(1) 診断または治療に5年以上従事した経験を有すること。
(2) 診断書を作成するのに必要な知識と技能を有すること。
(3) 厚生労働省が定める学会が認定する専門医の資格を有すること。
(4) 都道府県知事の行う研修を修了していること。

資格のない先生が書いたものはすべて無効となる。
自分の働く病院の先生がこの資格を持っているかどうかも確認しておくとよい。
身体障害者の申請をする場合にもこの指定医制度があるので、合わせて自分の働いている病院の先生が資格を持っているか確認しておくとよい。

ケーススタディ6
公費を受けている方の保険証の変更について

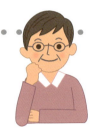

ケース
Kさん（55歳）は、指定難病の公費を受けています。最近、転職したため、保険者が変わり、保険証も変更になりました。

問題・トラブル例

A病院の事務員は、Kさんが提示した保険証と受給者証を比較して、保険証が変更されていることに気付きました。

原因

保険証の保険者が変わることにより、その方の自己負担上限額（月額）や、収入区分が変更される場合があります。それによって、患者さんの窓口負担が変わることがありますので、受給者証の変更が必要になります。

解決方法

受給者証の変更方法について説明します。
・保険証と受給者証を持って、管轄の保健所や役所に記載変更に行く
・受給者証と自己負担上限額管理票のある公費には、すべて保険証に変更があった場合（転職や、後期高齢者に変更になった場合など）は速やかに変更届けが必要

公費説明で役立つ資料

- 指定難病一覧
- 精神通院の適用疾患一覧
- 更生医療の適用疾病一覧
- 各種問い合わせ先
  インフォメーション
- 現場で役立つフォーム集
  ・特定疾病療養受療証（マル長）の説明／配布用
  ・通院3点セット／配布用
  ・自己負担上限額管理票の記入法①／卓上マニュアル
  ・自己負担上限額管理票の記入法②／卓上マニュアル
  ・受け付け時に確認すべき事／卓上マニュアル

医療事務の仕事の中で、公費について必要になりそうな情報、役立ちそうな情報をまとめています。

指定難病一覧

　2015年7月1日より医療費助成対象疾患である指定難病が110疾患から306疾患に拡大されました。これにより公費に関わる患者さんが増え、今後は医療事務の現場でもさらに頻繁に公費の取り扱いや説明の機会が増えると考えられます。

血液系疾患

番号	病　　名
286	遺伝性鉄芽球性貧血
64	血栓性血小板減少性紫斑病
65	原発性免疫不全症候群
283	後天性赤芽球癆
60	再生不良性貧血
61	自己免疫性溶血性貧血
282	先天性赤血球形成異常性貧血
284	ダイアモンド・ブラックファン貧血
63	特発性血小板減少性紫斑病
285	ファンコニ貧血
62	発作性夜間ヘモグロビン尿症

免疫系疾患

番号	病　　名
300	IgG4 関連疾患
46	悪性関節リウマチ
266	家族性地中海熱
269	化膿性無菌性関節炎・壊疽性膿皮症・アクネ症候群
41	巨細胞性動脈炎
106	クリオピリン関連周期熱症候群
42	結節性多発動脈炎
48	原発性抗リン脂質抗体症候群
43	顕微鏡的多発血管炎
267	高 IgD 症候群
45	好酸球性多発血管炎性肉芽腫症

番号	病　　名
306	好酸球性副鼻腔炎
52	混合性結合組織病
55	再発性多発軟骨炎
53	シェーグレン症候群
288	自己免疫性出血病ⅩⅢ
54	成人スチル病
107	全身型若年性特発性関節炎
49	全身性エリテマトーデス
40	高安動脈炎
44	多発血管炎性肉芽腫症
108	TNF 受容体関連周期性症候群
268	中條・西村症候群
47	バージャー病
50	皮膚筋炎／多発性筋炎
110	ブラウ症候群
56	ベーチェット病

内分泌系疾患

番号	病　　名
83	アジソン病
233	ウォルフラム症候群
72	下垂体性 ADH 分泌異常症
76	下垂体ゴナドトロピン分泌亢進症
77	下垂体成長ホルモン分泌亢進症
73	下垂体 TSH 分泌亢進症
74	下垂体 PRL 分泌亢進症
78	下垂体前葉機能低下症
236	偽性副甲状腺機能低下症
75	クッシング病
80	甲状腺ホルモン不応症
82	先天性副腎低形成症
81	先天性副腎皮質酵素欠損症
239	ビタミン D 依存性くる病／骨軟化症
235	副甲状腺機能低下症
237	副腎皮質刺激ホルモン不応症

代謝系疾患

番号	病　　名
247	イソ吉草酸血症
171	ウィルソン病
79	家族性高コレステロール血症（ホモ接合体）
258	ガラクトース－1－リン酸ウリジルトランスフェラーゼ欠損症
257	肝型糖原病
256	筋型糖原病
248	グルコーストランスポーター1欠損症
249	グルタル酸血症1型
250	グルタル酸血症2型
262	原発性高カイロミクロン血症
241	高チロシン血症1型
242	高チロシン血症2型
243	高チロシン血症3型
260	シトステロール血症
265	脂肪萎縮症
28	全身性アミロイドーシス
253	先天性葉酸吸収不全
261	タンジール病
251	尿素サイクル異常症
263	脳腱黄色腫症
240	フェニルケトン尿症
255	複合カルボキシラーゼ欠損症
20	副腎白質ジストロフィー
245	プロピオン酸血症
234	ペルオキシソーム病（副腎白質ジストロフィーを除く。）
254	ポルフィリン症
21	ミトコンドリア病
264	無βリポタンパク血症
244	メープルシロップ尿症
246	メチルマロン酸血症
169	メンケス病
19	ライソゾーム病
252	リジン尿性蛋白不耐症
259	レシチンコレステロールアシルトランスフェラーゼ欠損症

神経・筋疾患

番号	病　　名
135	アイカルディ症候群
119	アイザックス症候群
24	亜急性硬化性全脳炎
116	アトピー性脊髄炎
177	有馬症候群
131	アレキサンダー病
201	アンジェルマン症候群
120	遺伝性ジストニア
115	遺伝性周期性四肢麻痺
145	ウエスト症候群
29	ウルリッヒ病
26	HTLV－1 関連脊髄症
30	遠位型ミオパチー
146	大田原症候群
141	海馬硬化を伴う内側側頭葉てんかん
150	環状 20 番染色体症候群
1	球脊髄性筋萎縮症
2	筋萎縮性側索硬化症
113	筋ジストロフィー
16	クロウ・深瀬症候群
129	痙攣重積型（二相性）急性脳症
158	結節性硬化症
137	限局性皮質異形成
4	原発性側索硬化症
159	色素性乾皮症
32	自己貪食空胞性ミオパチー
10	シャルコー・マリー・トゥース病
11	重症筋無力症
33	シュワルツ・ヤンペル症候群
154	徐波睡眠期持続性棘徐波を示すてんかん性脳症
138	神経細胞移動異常症
125	神経軸索スフェロイド形成を伴う遺伝性びまん性白質脳症
121	神経フェリチン症
9	神経有棘赤血球症
5	進行性核上性麻痺
25	進行性多巣性白質脳症
157	スタージ・ウェーバー症候群
117	脊髄空洞症

番号	病　　　名
18	脊髄小脳変性症（多系統萎縮症を除く。）
118	脊髄髄膜瘤
3	脊髄性筋萎縮症
132	先天性核上性球麻痺
12	先天性筋無力症候群
139	先天性大脳白質形成不全症
111	先天性ミオパチー
130	先天性無痛無汗症
127	前頭側頭葉変性症
147	早期ミオクロニー脳症
7	大脳皮質基底核変性症
17	多系統萎縮症（線条体黒質変性症、オリーブ橋小脳萎縮症、シャイ・ドレーガー症候群を含む。）
13	多発性硬化症／視神経脊髄炎
123	禿頭と変形性脊椎症を伴う常染色体劣性白質脳症
27	特発性基底核石灰化症
140	ドラベ症候群
153	難治頻回部分発作重積型急性脳炎
122	脳表ヘモジデリン沈着症
6	パーキンソン病
8	ハンチントン病
152	PCDH19 関連症候群
114	非ジストロフィー性ミオトニー症候群
124	皮質下梗塞と白質脳症を伴う常染色体優性脳動脈症（CADASIL）
128	ビッカースタッフ脳幹脳炎
15	封入体筋炎
23	プリオン病（クロイツフェルト・ヤコブ病、ゲルストマン・ストロイスラー・シャインカー病、致死性家族性不眠症を含む。）
31	ベスレムミオパチー
126	ペリー症候群
136	片側巨脳症
149	片側痙攣・片麻痺・てんかん症候群
112	マリネスコ・シェーグレン症候群
14	慢性炎症性脱髄性多発神経炎／多巣性運動ニューロパチー
142	ミオクロニー欠神てんかん
143	ミオクロニー脱力発作を伴うてんかん
133	メビウス症候群
22	もやもや病
148	遊走性焦点発作を伴う乳児てんかん
151	ラスムッセン脳炎
155	ランドウ・クレフナー症候群

番号	病　名
156	レット症候群
144	レノックス・ガストー症候群

視覚系疾患

番号	病　名
303	アッシャー症候群
301	黄斑ジストロフィー
164	眼皮膚白皮症
134	中隔視神経形成異常症／ドモルシア症候群
90	網膜色素変性症
302	レーベル遺伝性視神経症

聴覚・平衡機能系疾患

番号	病　名
190	鰓耳腎症候群

循環器系疾患

番号	病　名
217	エプスタイン病
209	完全大血管転位症
279	巨大静脈奇形（頚部口腔咽頭びまん性病変）
280	巨大動静脈奇形（頚部顔面または四肢病変）
281	クリッペル・トレノネー・ウェーバー症候群
59	拘束型心筋症
211	左心低形成症候群
212	三尖弁閉鎖症
208	修正大血管転位症
214	心室中隔欠損を伴う肺動脈閉鎖症
213	心室中隔欠損を伴わない肺動脈閉鎖症
207	総動脈幹遺残症
210	単心室症
57	特発性拡張型心筋症
58	肥大型心筋症
215	ファロー四徴症
216	両大血管右室起始症

呼吸器系疾患

番号	病　　名
231	α1－アンチトリプシン欠乏症
278	巨大リンパ管奇形（頚部顔面病変）
84	サルコイドーシス
294	先天性横隔膜ヘルニア
85	特発性間質性肺炎
87	肺静脈閉塞症／肺毛細血管腫症
86	肺動脈性肺高血圧症
229	肺胞蛋白症（自己免疫性又は先天性）
230	肺胞低換気症候群
228	閉塞性細気管支炎
88	慢性血栓塞栓性肺高血圧症
89	リンパ脈管筋腫症
277	リンパ管腫症／ゴーハム病

消化器系疾患

番号	病　　名
298	遺伝性膵炎
97	潰瘍性大腸炎
100	巨大膀胱短小結腸腸管蠕動不全症
96	クローン病
289	クロンカイト・カナダ症候群
94	原発性硬化性胆管炎
93	原発性胆汁性肝硬変
98	好酸球性消化管疾患
95	自己免疫性肝炎
293	総排泄腔遺残
292	総排泄腔外反症
296	胆道閉鎖症
101	腸管神経節細胞僅少症
92	特発性門脈圧亢進症
295	乳幼児肝巨大血管腫
299	嚢胞性線維症
91	バッド・キアリ症候群
290	非特異性多発性小腸潰瘍症
291	ヒルシュスプルング病（全結腸型または小腸型）
99	慢性特発性偽性腸閉塞症

皮膚・結合組織疾患

番号	病　　名
168	エーラス・ダンロス症候群
170	オクシピタル・ホーン症候群
161	家族性良性慢性天疱瘡
34	神経線維腫症Ⅰ型
34	神経線維腫症Ⅱ型
38	スティーヴンス・ジョンソン症候群
51	全身性強皮症
160	先天性魚鱗癬
166	弾性線維性仮性黄色腫
39	中毒性表皮壊死症
35	天疱瘡
163	特発性後天性全身性無汗症
37	膿疱性乾癬（汎発型）
36	表皮水疱症
52	混合性結合組織病
167	マルファン症候群
162	類天疱瘡（後天性表皮水疱症を含む。）

骨・関節系疾患

番号	病　　名
68	黄色靭帯骨化症
271	強直性脊椎炎
69	後縦靭帯骨化症
70	広範脊柱管狭窄症
274	骨形成不全症
272	進行性骨化性線維異形成症
275	タナトフォリック骨異形成症
172	低ホスファターゼ症
71	特発性大腿骨頭壊死症
276	軟骨無形成症
238	ビタミンD抵抗性くる病／骨軟化症
270	慢性再発性多発性骨髄炎
273	肋骨異常を伴う先天性側弯症

腎・泌尿器系疾患

番号	病　　名
66	IgA 腎症
218	アルポート症候群
222	一次性ネフローゼ症候群
223	一次性膜性増殖性糸球体腎炎
226	間質性膀胱炎（ハンナ型）
219	ギャロウェイ・モワト症候群
220	急速進行性糸球体腎炎
221	抗糸球体基底膜腎炎
224	紫斑病性腎炎
225	先天性腎性尿崩症
67	多発性嚢胞腎
109	非典型溶血性尿毒症症候群

染色体または遺伝子に変化を伴う症候群

番号	病　　名
182	アペール症候群
297	アラジール症候群
184	アントレー・ビクスラー症候群
197	1 p36 欠失症候群
175	ウィーバー症候群
179	ウィリアムズ症候群
191	ウェルナー症候群
180	ATR−X 症候群
287	エプスタイン症候群
204	エマヌエル症候群
227	オスラー病
232	カーニー複合
187	歌舞伎症候群
181	クルーゾン症候群
192	コケイン症候群
104	コステロ症候群
199	5 p 欠失症候群
185	コフィン・シリス症候群
176	コフィン・ローリー症候群
103	CFC 症候群
202	スミス・マギニス症候群
206	脆弱 X 症候群

番号	病　　名
205	脆弱 X 症候群関連疾患
194	ソトス症候群
200	第 14 番染色体父親性ダイソミー症候群
188	多脾症候群
105	チャージ症候群
174	那須・ハコラ病
203	22p11.2 欠失症候群
195	ヌーナン症候群
173	VATER 症候群
165	肥厚性皮膚骨膜症
183	ファイファー症候群
193	プラダー・ウィリ症候群
189	無脾症候群
178	モワット・ウィルソン症候群
196	ヤング・シンプソン症候群
198	4 p 欠失症候群
102	ルビンシュタイン・テイビ症候群
186	ロスムンド・トムソン症候群

耳鼻科系疾患

番号	病　　名
304	若年発症型両側性感音難聴
305	遅発性内リンパ水腫

精神通院の適用疾患一覧

精神疾患であれば、どんな疾患でも適用となる可能性がありますが、原則として、主治医が「精神科的医療を長期継続する必要がある」と判断した方に限られます。

状態像	病名の例	病状	適用条件
躁および抑うつ状態	気分（感情）障害、症状性を含む器質性精神障害、統合失調感情障害など	〔躁状態〕気分の高揚、被刺激性の亢進、多弁、多動、思考奔逸、誇大的言動など 〔抑うつ状態〕気分の沈み、精神運動制止、罪業妄想、貧困妄想、心気妄想などの妄想、希死念慮、昏迷状態	入院を要さない場合で、躁およびうつ状態が精神病あるいはそれと同等の病態にあり、持続するか、あるいは消長を繰り返し、継続的な通院による精神療法や薬物療法を必要とする場合
幻覚妄想状態	統合失調症、統合失調型障害、妄想性障害、症状性を含む器質性精神病、精神作用物質による精神および行動の障害など	幻覚、妄想、させられ体験、思考形式の障害など	入院を要さない場合で、幻覚妄想状態が精神病あるいはそれと同等の病態にあり、持続するか、あるいは消長を繰り返し、継続的な通院による精神療法や薬物療法を必要とする場合
精神運動興奮および昏迷の状態	統合失調症、統合失調型障害、妄想性障害、症状性を含む器質性精神病、精神作用物質による精神および行動の障害など	〔精神運動興奮状態と昏迷状態〕滅裂思考、思考散乱などの思考障害、拒絶、緘黙などの疎通性の障害、常同行為、衝動行為などの行動の障害	入院を要さない場合で、精神運動興奮状態あるいは昏迷状態が精神病あるいはそれと同等の病態にあり、持続するか、あるいは消長を繰り返し、継続的な通院による精神療法や薬物療法を必要とする場合
統合失調等残遺状態	統合失調症、統合失調型障害、精神作用物質による精神および行動の障害等の慢性期あるいは寛解期など	感情鈍麻、意識低下、思路の弛緩、自発語の減少など社会生活能力が病前に比べ、著しく低下した状態が続く	入院を要さない場合で、残遺状態が精神病かそれと同等の病態にあり、持続するか、あるいは消長を繰り返し、日常生活の指導、社会性の向上および疾患の再発予防のため継続的な通院による精神療法や薬物療法を必要とする場合

状態像	病名の例	病状	適用条件
情動および行動の障害	成人の人格および行動の障害、症状性を含む器質性精神障害、生理的障害および身体的要因に関連した行動症候群、小児期および青年期に通常発祥する行動および情緒の障害、精神遅滞、心理的発達の障害など	〔情動の障害〕 不機嫌、易怒性、爆発性、気分変動など 〔行動の障害〕 暴力、衝動行為、常同行為、多動、食行動の異常、性行動の異常など	入院を要さない場合で、情動および行動の障害が精神病かそれと同等の疾患にあり、持続するか、あるいは消長を繰り返し、継続的な通院による精神療法や薬物療法を必要とする場合
不安および不穏状態	統合失調症、統合失調型障害、妄想性障害、症状性を含む器質性精神病、精神作用物質による精神および行動の障害、ストレス関連障害、身体表現性障害など	長時間持続する強度の不安あるいは恐怖感を主症状とし、強迫体験、心気症状、不安の身体化および不安発作などを含む	入院を要さない場合で、不安および不穏状態が精神病かそれと同等の病態にあり、持続するか、あるいは消長を繰り返し、継続的な通院による精神療法や薬物療法を必要とする場合
痙れんおよび意識状態	てんかん、症状性を含む器質性精神障害、精神作用物質による精神および行動の障害、解離性障害など	痙れんや意識消失などのてんかん発作、もうろう状態、解離状態、せん妄などの意識障害	入院を要さない場合で、痙れんまたは意識障害が挿間性に発言し、継続的な通院による精神療法や薬物療法を必要とする場合
精神作用物質の乱用および依存	精神作用物質による精神および行動の障害のうち、精神作用物質の有害な使用、依存症候群、精神病性障害など	幻覚、妄想、思考障害、情動あるいは行動の障害など	入院を要さない場合で、乱用、依存からの脱却のため通院医療を自ら希望し、あるいは精神作用物質による精神および行動の障害が精神病、あるいはそれと同等の病態にあり、継続的な通院による精神療法や薬物療法を必要とする場合
知能障害	精神遅滞、認知症	〔情動の障害〕 易怒性、気分変動など 〔行動の障害〕 暴力、衝動行為、食行動異常など	継続的な通院による精神療法や薬物療法を必要とする場合

更生医療の適用疾患一覧

> 以下に、更生医療が適用となる対象疾患と障害区分、疾患に対する一般的な医療内容の例をまとめます。

障害区分	原因疾患等	医療内容等
視覚障害	角膜混濁	角膜移植術
	白内障	水晶体摘出術
	網膜はく離	網膜はく離閉鎖術
	瞳孔閉鎖	虹彩切除術
聴覚・平衡機能障害	外耳性難聴	形成術
	鼓膜穿孔	穿孔閉鎖術
	内耳性難聴	人工内耳
音声・言語そしゃく機能障害	口蓋裂、兎唇等	形成術
	唇顎口蓋裂	歯科矯正
	外傷性等の発音構語障害	形成術
	精神性ショック等により生じた機能性言語障害	薬物療法、心理療法
肢体不自由	麻痺障害	理学療法、作業療法
	関節拘縮、関節強直	関節授動術、関節形成術、人工関節置換術、義肢装着のため切断端形成術
心臓機能障害	先天性心疾患	心房、心室中隔欠損閉鎖術
	心臓弁膜症	弁置換術
	後天性心疾患	ペースメーカー植込み術
腎臓機能障害	腎機能全廃	人工透析療法、腎移植術
小腸機能障害	小腸機能全廃	中心静脈栄養法
肝障害	肝臓移植が必要な肝障害	肝臓移植、抗免疫療法
免疫機能障害	HIV 感染	抗 HIV 療法、免疫調整療法

各種問い合わせ先インフォメーション

　公費では自治体ごとに異なる助成制度や、書類の名称などにも違いがあるため、確認が必要なことも多くなります。特に実際の公費の申請に際しては、きちんと問い合わせすることを患者さんに勧めましょう。居住する地域の自治体や、保健所等には、相談窓口や問い合わせ番号、問い合わせメールフォームなどがありますので、必要に応じて調べるようにアドバイスしましょう。
　以下に、公費に関係した詳しい情報や最新情報が掲載されているホームページ、担当省庁や専門の支援センター等の情報をまとめますので参考にしてください。

難病・小児慢性疾病の公費関連

問い合わせ先・情報掲載元	参考・情報内容など
難病情報センター	指定難病一覧（概要、病気の解説）、患者会の情報、国の難病対策、難病に関する制度説明、厚生労働省の難病対策に関する各種通知など
URL　http://www.nanbyou.or.jp/	
TEL　なし	
厚生労働省 健康局 難病対策課	指定難病一覧（概要、診断基準等・新規申請用臨床調査個人票）、厚生労働省の難病対策に関する各種通知など
URL　http://www.mhlw.go.jp/stf/seisakunitsuite/bunya/kenkou_iryou/kenkou/nanbyou/	
TEL　03-5253-1111（代表）	
小児慢性特定疾病情報センター	小児慢性特定疾病の患者さんの治療・療養生活の改善などに役立つ様々な情報に関すること
URL　http://www.shouman.jp/	
TEL　03-3416-0181（代表）	
厚生労働省 雇用均等・児童家庭局 母子保健課	小児慢性特定疾患対策にかかわる各種通知などに関すること
URL　なし	
TEL　03-5253-1111（代表）	
全国保健所長会	全国の保健所、保健所の支所、相談所の一覧、保健所の説明と紹介
URL　http://www.phcd.jp/03/HClist/index.html	
TEL　03-3352-4281（事務局）	

精神障害・更生医療の公費関連

問い合わせ先・情報掲載元		参考・情報内容など
精神障害者保健福祉手帳で受けられるサービス		精神障害者保健福祉手帳で受けられる全国各地のサービスを掲載、一般からのメール投稿による情報掲載もある
URL	http://fukushi.webcrow.jp/	
TEL	なし	
自立支援医療（精神通院医療）東京都福祉保健局		東京都福祉保健局による自立支援医療（精神通院）に関する情報、政策への意見募集、政策・制度説明、各種申請方法等の説明と書式のダウンロードができる
URL	http://www.fukushihoken.metro.tokyo.jp/ shougai/nichijo/tsuuin.html	
TEL	03-5320-4461（精神保健係）	
自立支援医療（精神通院医療）千葉県		千葉県庁ホームページ内の福祉に関する情報ページ、精神通院医療についての申請方法や手順、各市町村問い合わせ窓口、概念説明など非常に詳細でわかりやすくまとめられている。申請書類のダウンロードもできる
URL	https://www.pref.chiba.lg.jp/cmhc/kokoro/ seishintsuuin.html	
TEL	043-263-3891（健康福祉部精神保健福祉センター審査課）	
身体障害者手帳による福祉サービス一覧表		身体障害者手帳と、障害等級により受けられる福祉サービスの一覧表
URL	http://www.shien-asuka.soudancenter.com/ tetyou/service/service.htm	
TEL	なし	

肝炎の公費関連

問い合わせ先・情報掲載元		参考・情報内容など
肝炎情報センター		一般・患者向け情報、医療関係者向け情報など、肝炎に関する各種情報、医療福祉・制度サービス情報の中で助成制度を詳しく解説している
URL	http://www.kanen.ncgm.go.jp/index.html	
TEL	047-372-3501（代表）	

現場で役立つフォーム集

　最後に、本書の中で特に患者さんに覚えておいて欲しいこと、わかりにくい内容なので言葉だけでは伝えにくいことなどを、それぞれ1ページにまとめて、コピーして配れるようにしました。

　また、事務員も、内容によっては慣れるまで確認が必要なこともあります。特に頻繁に確認が必要になるものに関して、コピーしてデスクや仕事場に貼っておけるよう、本書の内容をコンパクトにまとめました。状況に応じて活用してください（職場での利用に際しては、上司や同僚などに相談して、業務に差しさわりがないよう注意してください）。

患者さん配布用2枚
　特定疾病療養受療証（マル長）の説明（配布用） …………………… 128
　通院3点セット（配布用） …………………………………………… 129

医療事務員用卓上マニュアル3枚
　自己負担上限額管理票の記入方法①（卓上マニュアル） ………… 130
　自己負担上限額管理票の記入方法②（卓上マニュアル） ………… 131
　受け付け時に確認すべきこと（卓上マニュアル）………………… 132

●使い方（コピー方法）

本書はB5判サイズなので、フォームはそれよりも小さくなっています。ご高齢の方への配布や参照などに使う場合は、白紙部分をカットして、A4サイズなどに拡大し、なるべく大きくしてご利用ください。

特定疾病療養受療証（マル長）の説明（配布用）

特定疾病療養受療証と受給券を一緒に使われる方へ

特定疾病療養受療証と受給券を一緒に使われる方の場合、保険証の負担が1割負担か、2割負担か、3割負担かで、実際の窓口での支払い額が変わってきます。下の例では、3割負担の患者さんの方が、1割負担の患者さんよりも、窓口での支払いが安くなります。

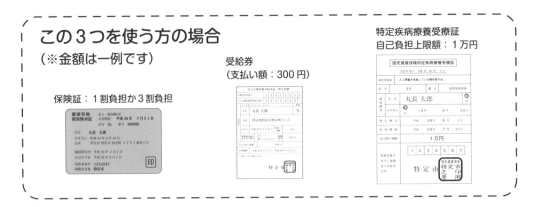

保険証1割負担の方

- ●自己負担上限額：1万円
- ●受給券　窓口支払い額：300円／回

治療費

　1回目　1割負担　3500円
　　　　　　　→ 300円（窓口負担）

　2回目　1割負担　累計7000円
　　　　　　　→ 300円（窓口負担）

　3回目　1割負担　累計10500円
　　　　　　　→ 300円（窓口負担）

保険証3割負担の方

- ●自己負担上限額：1万円
- ●受給券　窓口支払い額：300円／回

治療費

　1回目　3割負担　10500円
　　　　　　　→ 300円（窓口負担）

　2回目　3割負担　10500円
　　　　　　　→ 0円（窓口負担）

　※以降は窓口負担は月内0円

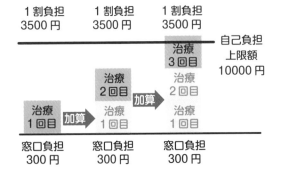

3割負担
10500円

　　　　　　　　　　　　　　自己負担
　　　　　　　　　　　　　　上限額
　　　　　　　　　　　　　　10000円

治療　　　治療　　　治療
1回目　　 2回目　　 3回目

窓口負担　窓口負担　窓口負担
300円　　 0円　　　 0円

通院3点セット（配布用）

【公費を受けている患者さんへ】

患者さんへのお願い

　普段ご自分が受けている科以外でも、公費の適用になる場合がありますので、どの科を受けるときでも3点セットを持ってきてください。

　病院に来て、先生とお話しただけでも料金が発生し、自己負担上限額管理票に記載する必要がありますので、公費を受けている方は毎回必ず3点セットが必要です。

　上限額に達したときも、達していることを確認したいので、必ず持ってきてください。

　※受給券をお持ちの患者さんは、3点セットと受給券を持ってきてください。

①保険証

　保険証は、公費を受けていてもいなくても、いつでも必要です。

②受給者証

　公費の受給者証には、一人ひとりに割り当てられた番号と病名や、その月の支払いの上限額が記載されています。これは、患者さんが医療費を過払いしないためにも必要なものです。

③自己負担上限額管理票

　自己負担上限額管理票は、その過払いを防ぐために、受給者証と合わせて必要です。患者さんが病院や薬局でいくら払ったか、私たち事務員が確認する上で必要です。

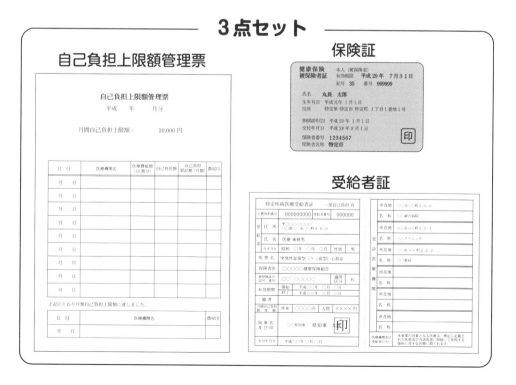

3点セット

自己負担上限額管理票の記入方法①(卓上マニュアル)

小児慢性の自己負担上限額管理票の例

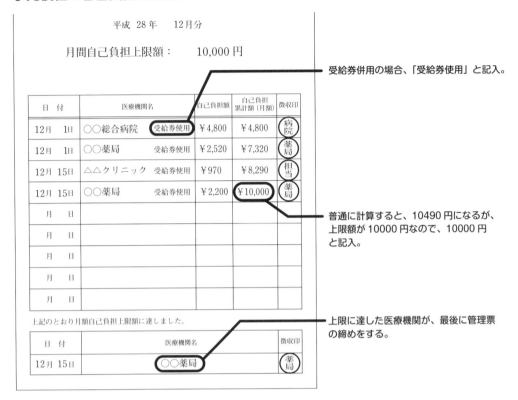

更生医療の自己負担上限額管理票の例

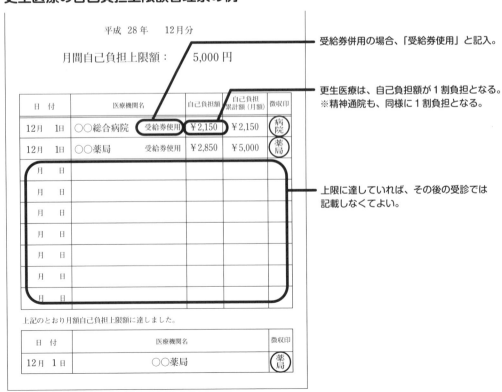

自己負担上限額管理票の記入方法②(卓上マニュアル)

指定難病の自己負担上限額管理票の例

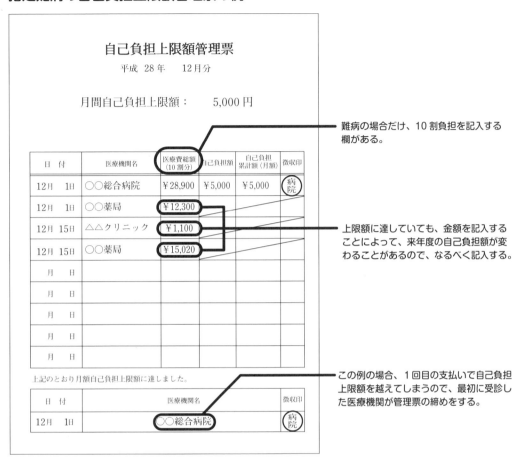

肝炎の自己負担上限額管理票の例

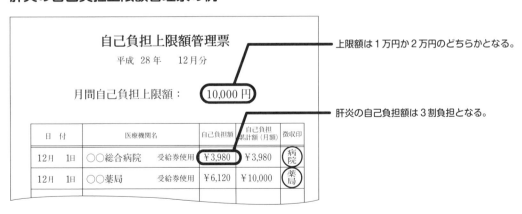

受け付け時に確認すべきこと（卓上マニュアル）

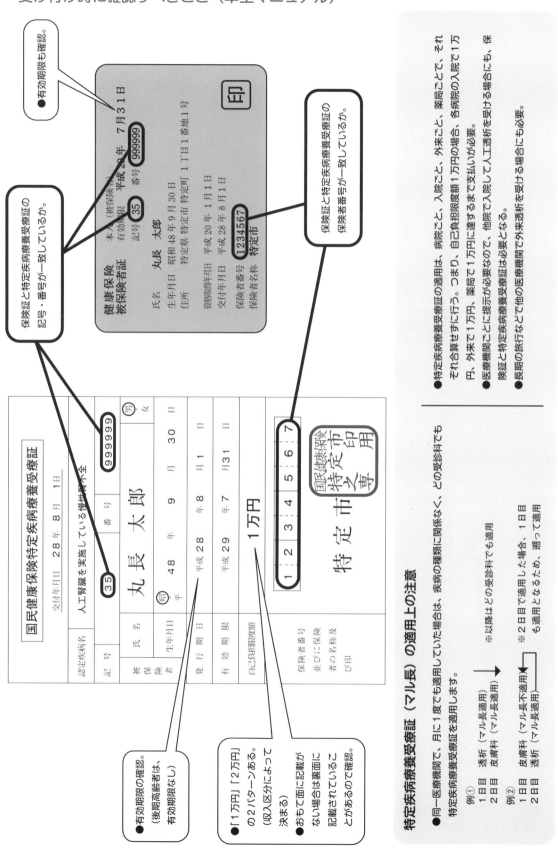

索引

●あ行

悪性関節リウマチ	38,112
悪性新生物	54
育成医療	42,48
移植	38,47,48,89,100,124
移送費	26
イタイイタイ病	55
一類感染症	58
医療券	42,44,45,53,55,72,73,74,75
医療サービス	18,21,24,25,26,31
医療費給付の申請	75
医療費公費負担申請書	59
医療扶助	42,44,45,55,73
医療保険制度	16,17,20,24,32,36,40
医療保護入院	57
医療保障制度	16,18
医療要否意見書	75
陰性	59
インターフェロン	60,62,97
インフルエンザ	29,58
受取代理制度	27
うつ状態	94
エボラ出血熱	58
応急入院	57
往診	31
おむつ代	31,50
おむつ代の助成	31

●か行

介護支援専門員	19
介護事務	19
介護保険	19
介護保険制度	19
潰瘍性大腸炎	38,118
外来通院	59
カドミウム	55
肝炎治療受給者証	62,98
肝炎治療受給者証交付申請書	98
肝炎治療受給者証の交付申請に係る診断書	98

肝炎治療特別促進事業	37,60,62
肝がん	62,97
肝機能障害	50,54
肝硬変	62
患者申出療養	30
感染経路	33,58,97
感染原因	37,56,58,59
感染症	40,44,56,58,59
感染症法	37
感染症予防法	59
肝臓移植	47,48,89,124
肝臓機能障害	47,48,89
気管支ぜん息	55
疑似症患者	58
急性灰白髄炎（ポリオ）	58
給付意見書	75
給付要否意見書	75
旧法より継続される特定疾患治療による助成	61
共済組合	20,22,79
強制措置	36,37,41,56
行政措置	56
強制措置に伴う医療	36,37,41,56
矯正治療	28
強制入院	56
行政命令	57
業務災害	32
筋萎縮性側索硬化症	108,115
緊急措置入院	57
近距離早期胎内被爆症候群	54
金属床総義歯	30
組合管掌健康保険	22
クリミア・コンゴ出血熱	58
クロイツフェルト・ヤコブ病	61,116
ケアプラン	19
ケアマネージャー	19
経過措置者	34
警察共済組合	22
劇症肝炎	61
結核	33,37,40,44,58,59,74

133

結核医療費公費負担制度 …………………………… 56,59	国家公務員共済組合 ……………………………………… 21
結核感染の労災認定 ……………………………………… 33	子ども医療費助成制度 …………………………………… 22
結核菌 ………………………………………………………… 59	子ども受給券 ……………………………………………… 37,42
結核の患者票 ……………………………………………… 44	混合診療 …………………………………………… 68,71,103
血友病 ………………………………………………………… 77	

● さ行

現役並み所得者 …………………………………………… 34	再生不良性貧血 …………………………………………… 54,112
現金給付 ……………………………………… 24,26,27,44	産科医療補償制度 ………………………………………… 27
健康診断 …………………………………… 28,50,54,97	産後申請方式 ……………………………………………… 27
健康保険組合 …………………………… 17,18,19,21	事業主 ………………………………………………………… 32
健康保険制度 ……………………………………… 16,17	市区町村民税課税・非課税証明書 ………………… 90
言語機能障害 ……………………………………………… 53	自己負担上限額管理票 …… 39,47,49,61,62,64,67,68
検査依頼書 ………………………………………………… 75	69,70,71,86,88,90,93,96,99
原子爆弾被爆者に対する援護に関する法律 ……… 52,54	102,110,127,129,130,131
検診命令書 ………………………………………………… 75	自傷他害 …………………………………………… 37,56,57
限度額認定証 ……………………………………………… 27	肢体不自由 …………………………… 47,48,53,89,124
原爆白内障 ………………………………………………… 54	市町村国民健康保険 ……………………………………… 21
原爆被害者援護法 ………………………………………… 37	実費負担 …………………………………………………… 31
現物給付 ……………………………………… 24,25,26,50	指定医 ……………………………………………… 108,109
抗ウイルス剤 ……………………………………………… 76	指定医療機関 ……………… 43,44,45,53,54,57,58,59,61
公害 …………………………………………… 37,52,55	指定感染症 ………………………………………………… 40,58
公害医療機関 ……………………………………………… 55	指定自立支援医療機関 …………………………… 47,48,49,62
公害医療手帳 ……………………………………………… 55	指定難病 ……………… 60,61,70,71,86,87,88,92,102
公害対策基本法 …………………………………………… 55	103,104,108,109,110,112,125,131
公害健康被害の補償等に関する法律 ……………… 52,55	指定難病受給者証 ………………………………………… 61
高額療養費 ……………………………………… 25,27,92	指定病院 ……… 39,43,44,45,57,59,61,66,95,100,101,102
後期高齢者医療広域連合 ………………………………… 23	指定訪問看護 ……………………………………………… 50
後期高齢者医療制度 …………………… 16,20,21,23,78	指定薬局 ……… 43,44,45,57,59,61,62,95,100,101,102
公衆衛生 …………………………………………………… 37,58	児童福祉法 ………………………………………………… 37,42
甲状腺がん ………………………………………………… 54	自賠責保険 ………………………………………………… 32,33
更生医療 …………………………… 44,46,47,53,69,71,89,90	ジフテリア ………………………………………………… 58
100,101,103,124,126,130	社会的弱者 ………………………………………… 37,38,42
公的医療保険 …………………………… 18,20,28,32	社会福祉 …………………………………………………… 37
後天性免疫不全症候群 ……………………………… 76,77	社会福祉課 ………………………………………………… 75,95
公費申請 ………………… 39,41,86,89,91,94,97,105	社会福祉事務所 …………………………………………… 75
公費対象 …………………………………… 40,41,43,58	社会保険診療報酬 ………………………………………… 49
公費負担 ……………… 16,40,41,43,44,57,58,59	重症急性呼吸器症候群（SARS） ………………… 58
公費負担医療制度 ………………… 16,36,37,38,39,40,41	重症急性膵炎 ……………………………………………… 61
公費負担番号 ……………………………………………… 66	重症多形滲出性紅斑 ……………………………………… 61
公務上の傷病 ……………………………………………… 53	重度心身障害者医療費助成 …………………… 46,50,51
抗免疫療法 …………………………… 47,48,89,124	重度心身障害者医療費助成受給資格認定申請書 ……… 51
公立学校共済組合 ………………………………………… 22	重度心身障害者受給券 …… 50,68,69,71,102,103,106,107
高齢受給者証 ……………………………………………… 34	住民票謄本 ………………………………………………… 98
国費 …………………………………………… 53,54,55,57	受給券 ……………………… 39,50,51,68,69,71,82,83,99
国民皆保険 ………………………………………………… 18,20	103,105,106,107,128,129,130
国民健康保険 … 18,20,21,27,34,45,53,55,78,79,80,92,97	

受給者証	45,48,64,65,66,69,70,71,86,88,90	精神医療	49,96
	92,93,96,99,101,104,105,107,110,129	精神科	94
受給者番号	66,74	精神疾患	49,56,96,122
出産育児一時金	24,26,27	精神障害者	49,57,94
出産手当金	24,26	精神障害者保健福祉手帳	50,126
障害者自立支援法	37,47	精神通院医療	49,94,96,126
障害者総合支援法	37,46,47	精神保健福祉法	37,56,57
障害者等の更生	36,37,41,46	政府	32
障害認定者	34	船員保険	20,22
償還払い	26,50,105	前期高齢者	34
上限額管理票	64,65,68,71,100,101,102,103,105	全国健康保険協会	22
小腸機能障害	47,48,89,124	全国健康保険協会管掌健康保険	22
小児う蝕	30	戦傷病者手帳	53
小児慢性	68,71,91,103,125,130	戦傷病者特別援護法	37,40,52,53
小児慢性特定疾病	91,92,125	先進医療	18,25,28,30
傷病手当金	24,26	全身性エリテマトーデス	86,104,113
職域保険	20,21,22,34,44,45,79	ぜん息性気管支炎	55
処方箋の再発行	28	選定療養	30
自立支援医療（育成医療）受給者証	48	先天性血液凝固第Ⅷ因子障害	76
自立支援医療（更生医療）意見書	89,90	先天性血液凝固第Ⅸ因子障害	76
自立支援医療（精神通院）受給者証	49	続発症	55
自立支援医療（精神通院）申請書	95	措置入院	57
自立支援医療（精神通院）用診断書	95		

●た行

自立支援医療診断書（精神通院）	94
自立支援医療費（更生医療）支給認定申請書	89,90

新感染症	40,58	第一種感染指定医療機関	58
人工関節	38,124	大気汚染	55
人工腎臓	76	第三者の行為による傷病届	33
人工透析	44,47,76,77,83,89,90,106,107,124	代替医療	28
人工妊娠中絶	28	多胎証明	27
身障者手帳	50	地域保健	20
心臓移植	47,48,89	治験	30
心臓機能障害	47,48,89,124	知能指数	50
腎臓機能障害	47,48,89,90,124	地方公務員共済組合	22
身体障害者手帳	46,50,78,88,89,90,92,126	中国残留邦人等支援法	37,52,55
身体障害者福祉法	37,46,50	中枢神経障害	53
診療依頼書	72,73,74	調剤券	44
診療報酬明細書（レセプト）	74	重複障害	50
ストレス性障害	38	直接支払制度	27
スモン	61	治療研究給付	36,37,41,60
生活困窮者	42	治療材料給付の申請	75
生活保護	44,45,47,55,61,72,73,74,75	通院3点セット	64,65,71,103,127,129
生活保護法	37,40,42,44,55	通院証明書	75
整形手術	28	通勤災害	32
整骨院（柔道整復）	50	てんかん	49,96,115,116,123
		転出届	51

痘そう	59		福祉的給付	36,37,41,42
特異的疾患	55		負担区分	34
特定医療費（難病）支給認定申請書	87,88		負担者番号	74
特定感染症指定医療機関	58		負担上限月額	61,71
特定疾患医療受給者証	61		ペスト	58
特定疾病療受療証	47,76,77,78,79,80,8182		ペースメーカー	38,124

特定疾病療受療証 ……… 47,76,77,78,79,80,8182
　　　　　　83,90,106,107,127,128,132
特定疾病療養受療証交付申請書 …………………… 76
都道府県知事 ……………………… 50,57,62,89,109

●な行

難病等医療助成制度		37,40
難病法・特定疾患治療研究事業		60,61
南米出血熱		58
入院勧告		59
入院契約		56
入院時食事療養費		25
入院時生活療養費		25
入院措置		59
尿検査		91
二類感染症		58,59
任意入院		57
任意保険		33
人間ドック		28,97
認定被爆者		54,97
熱傷瘢痕		54
納入通知書		78

●は行

肺外結核	59
肺がん	54
肺気腫	55
排菌	59
肺結核	59
白内障手術	38
白血病	54
砒素中毒	55
ヒト免疫不全ウイルス	50
被爆者健康手帳	54
皮膚がん	54
被保険者	17,21,27,32,33,45,78,92
被保険者証	47,48,49,55,76,78,90
評価療養	30
頻尿	91
福祉事務所	39,44,75,89,90,95

豊胸	28
法別番号	37,39,61,65
法別：10	59
法別：11	59
法別：12	44
法別：13・14	53
法別：15	47
法別：16	48
法別：18・19	54
法別：20	57
法別：21	49
法別：23	43
法別：25	55
法別：28	58
法別：29	58
法別：38	62
法別：51	61
法別：54	61
訪問看護療養費	25
訪問診療	31
保険会社	18,33
保険外併用療養費	25,29,30
保険外併用療養費制度	29
保険給付	24,29,32
保険給付請求書	32
保険者	17,18,19,21,22,23,27,32

保険者 ………… 17,18,19,21,22,23,27,32
　　　　33,76,77,78,79,92,98,110

保険者番号	65,80,81,132
保険証	64,65,71,74,78,79,80,81,82,83

保険証 ……… 64,65,71,74,78,79,80,81,82,83
　　　　92,96,98,106,107,110,128,129,132

保険証の再発行	23
保険診療	28,29,60
保険適用外診療	28,29
母子保健法	37,42,43
補償的給付	36,37,41,52
補装具費支給制度	75

●ま行

埋葬料	24,26

マイナンバー確認書類 …………………………… 78
マル長 ………………… 76,77,78,80,81,107,127,128,132
慢性気管支炎 …………………………………… 55
慢性腎臓不全 …………………………………… 76,77
慢性砒素中毒症 ………………………………… 55
慢性閉塞性呼吸器疾患 ………………………… 55
マールブルグ病 ………………………………… 58
未就学児 ………………………………………… 34
未熟児 …………………………………………… 43
水俣病 …………………………………………… 43
未認可医薬品 …………………………………… 55
未認可医療技術 ………………………………… 28
民間医療保険 …………………………………… 28
民間保険 ………………………………………… 18
無症状病原体保有者 …………………………… 58
メチル水銀 ……………………………………… 55
免疫機能障害 …………………………………… 50,24

●や行

薬価基準 ………………………………………… 30
養育医療 ………………………………………… 42,43
養育医療券 ……………………………………… 43
要介護認定 ……………………………………… 19
予防接種 ………………………………………… 28,29,75
予防接種の助成制度 …………………………… 29
予約診察 ………………………………………… 30

●ら行

ラッサ熱 ………………………………………… 58
療育手帳A 判定 ………………………………… 50
療養の給付 ……………………………… 25,31,36,53,55
臨床調査個人票（診断書）………………… 87,88,109,125
労災 ……………………………………………… 16,32,33
労災保険制度 …………………………………… 32
労働基準監督署 ………………………………… 32
労働者 …………………………………………… 16,32
労働者災害補償保険制度 ……………………… 59
労働者災害補償保険法 ………………………… 32

【著者略歴】
医療事務総合研究会

　医療事務の業務効率化や業務の正確性の向上、作業の標準化や見える化などを研究し、実務の現場で役立つ知識として、長年資料を作成し、蓄積してきた、医療事務歴8～15年の数名からなるグループ。もともとは職場の中で業務改善のために生まれた会であるが、資料がわかりやすく実践的であると評判で、職場の外でも希望者には一部資料を配布・提供してきた。本書では、それら資料を最新の情報とともに大幅にリニューアルして、より多くの医療事務現場に沿うものになるよう努めた。

【編集協力】
オフィス・ミヤビ・ワン

【本文イラスト・キャラクター】
流人

医療事務の現場で役に立つ
公費説明のポイント

発行日	2017年　2月14日	第1版第1刷
	2020年　6月10日	第1版第9刷

著　者　医療事務総合研究会

発行者　斉藤　和邦
発行所　株式会社　秀和システム
　　　　〒135-0016
　　　　東京都江東区東陽2-4-2　新宮ビル2F
　　　　Tel 03-6264-3105（販売）Fax 03-6264-3094
印刷所　図書印刷株式会社　　　　Printed in Japan

ISBN978-4-7980-4887-1 C3047

定価はカバーに表示してあります。
乱丁本・落丁本はお取りかえいたします。
本書に関するご質問については、ご質問の内容と住所、氏名、電話番号を明記のうえ、当社編集部宛FAXまたは書面にてお送りください。お電話によるご質問は受け付けておりませんのであらかじめご了承ください。